中医经典新校：华氏中藏经

〔汉〕华佗 撰

范登脉 校注

中国纺织出版社有限公司

图书在版编目（CIP）数据

华氏中藏经 / （汉）华佗撰；范登脉校注 . -- 北京：
中国纺织出版社有限公司，2022.12

（中医经典新校）

ISBN 978 -7-5180 - 1016 -5

Ⅰ . ①华… Ⅱ . ①华… ②范… Ⅲ . ①《中藏经》—
注释 Ⅳ . ① R2-52

中国版本图书馆 CIP 数据核字（2022）第 158422 号

责任编辑：樊雅莉 高文雅 责任校对：高 涵 责任印制：王艳丽

中国纺织出版社有限公司出版发行

地址：北京市朝阳区百子湾东里A407号楼 邮政编码：100124

销售电话：010—67004422 传真：010—87155801

http://www.c-textilep.com

中国纺织出版社天猫旗舰店

官方微博 http://weibo.com/2119887771

三河市宏盛印务有限公司印刷 各地新华书店经销

2022年12月第1版第1次印刷

开本：710×1000 1/16 印张：9.5

字数：120千字 定价：68.00元

《中藏经》释名

（代序）

　　学术交流中，常常听人将《中藏经》之"藏"读作"脏腑"之"脏"。《中藏经》之"藏"到底应该读什么音？这得从"中藏经"的得名之由说起。

　　《史记·扁鹊仓公列传第四十五》上说：扁鹊做某客舍的主管，长桑君来到扁鹊所在的客舍，只有扁鹊暗自认为他奇特不凡，总是恭敬地礼遇他。长桑君也从这些细节里知晓扁鹊不是普通人。但是，长桑君往来客舍十多年，才叫扁鹊私下里交谈，秘密地同他说："我有禁方，年老，欲传与公，公毋泄。"扁鹊说："遵命"。于是才"悉取其禁方书尽与扁鹊。"为什么"出入十馀年"才传？为什么叮嘱"公毋泄"？为什么称所传之书为"禁方书"？这又得从中国古老的禁方传统说起。

　　《素问·金匮真言论》上说：一个好医生，除了对人体的生理、疾病的诊断精通之外，还必须做到"非其人勿教，非其真勿授"，这才能称为"得道"。（故善为脉者，谨察五藏六府，一逆一从，阴阳表里，雌雄之纪，藏之心意，合心于精。非其人勿教，非其真勿授，是谓得道。）《素问·气交变大论》上说：我听说：得到应该传授的人不教，这叫"失道"；所传不是该传的人，这是对学术的怠慢，是泄露了"天宝"。（得其人不教，是谓失道；传非其人，慢泄天宝。）《素问·天元纪大论》上引用"鬼臾区"的话说：对待最高的学问，只有用恭敬之心对待它，才能使学术昌盛；如果用怠慢之心对待它，就会使其消亡。（至数之机，迫迮以微，其来可见，其往可追，敬之者昌，慢之者亡，无道行私，必得天殃。）王冰的注说："谓传非其人，授于情押（挟）及寄求名利者也。"这些都涉及到一个学术传承传统，就是中国古代的"禁方"传统。

《灵枢·禁服》上有一段很具仪式感的记载："黄帝曰：善乎哉问也！此先师之所禁，坐私传之也，割臂歃血之盟也。子若欲得之，何不斋乎？雷公再拜而起曰：请闻命于是也。乃斋宿三日而请曰：敢问今日正阳，细子愿以受盟。黄帝乃与俱入斋室，割臂歃血。黄帝亲祝曰：今日正阳，歃血传方，有敢背此言者，反受其殃！雷公再拜，曰：细子受之。黄帝乃左握其手，右授之书，曰：慎之！慎之！吾为子言之。"正是这一"禁方"传统的具现。所以，长桑君将传给扁鹊的医书称为"禁方""禁方书"。

道教较好地继承了这一传统。《抱朴子内篇·金丹第四》上说："凡人有至信者，可以药与之，不可轻传其书，必两受其殃。"《抱朴子内篇·勤求第十四》上说："道家之所至秘而重者，莫过乎长生之方也。故歃血誓盟乃传。传非其人，戒在天罚。"《抱朴子内篇·辨问第十二》上说："夫道家宝秘，仙术弟子之中尤尚简择，至精弥久，然后告之以要诀。"

原来，古人的重要学问是秘密传授的。汉代以来，博士们在传经的同时，往往秘密传授"谶"这门学问，当时称为"内学"。《后汉书·方术列传第七十二上》里提到：汉自光武颇好谶言，"自是习为内学。"李贤注云："内学，谓图谶之书也。其事秘密，故称内。""内"这部分内容，往往是一家之学中最精华的部分，开始大概只是秘密传授给选中的值得传授的人（其人），所以称为《内经》《内篇》，而《外经》《外篇》大概是那些可以在一般人中间公开传授的部分。因此《越绝书》有《计倪内经》《内经九术》（《越绝书卷四·计倪内经》《越绝书卷十二·内经九术》）。后世道家、释家也多称自己的文献为"内

经"，《抱朴子内篇·遐览第十九》有《魏伯阳内经》。《弘明集》卷第
八："外书以仲尼为圣人，内经云尼者女也。"余嘉锡《古书通例卷
三·古书之分内外篇》云：凡以"内""外"分为二书者，必其同为一
家之学。《庄子》分内、外篇。成玄英序云："内则谈于理本，外则语
其事迹。"颜师古曰："(《鸿烈》)《内篇》言道，《外篇》杂说。"张舜
徽《汉书艺文志通释》说："大抵'内篇'为作者要旨所在，'外篇'
其绪馀耳。医书之《内经》《外经》，亦同斯例。"然说《内经》之名
者，或遵日人丹波元胤之说："内、外，犹《易》内外卦及《春秋》内
外传，《庄子》内外篇，《韩非子》内外储说，以次第名焉者，不必有
深意。"谓称"内"称"外""不必有深意"，只是"以次第名焉者"。
此乃崇洋媚外，未得中华文化之真也。

还有"肘后方"的得名之由。《四库全书总目卷一百三·子部
十三·医家一》："《肘后备急方》八卷，晋葛洪撰。"丹波元胤《医
籍考》说："是书名'肘后'者，言其方单省，足以立办，其卷帙亦
不多，可挂之肘后以随行也。"今人亦多盲从其说。按，《抱朴子内
篇·金丹第四》有"《肘后丹法》"，又《登涉第十七》有"李先生《口
诀》《肘后》二卷"，又《遐览第十九》有"崔文子《肘后经》"。《隋
书·经籍志三》有"《遐甲肘后立成囊中秘一卷》，葛洪撰"。《宋
史·艺文志四》有"《卢遵元太上肘后玉经方一卷》《神仙肘后三宫诀
二卷》《元君肘后术三卷》"。盖古人视"肘后"为秘藏之处。宋代孙觌
《内简尺牍卷二·与胡枢密》："曲蒙存省，录示秘方，拜贶铭荷，为肘
后之藏也矣。"宋代翟汝文《忠惠集附录·孙繁重刊翟氏公巽埋铭》：
"公喜治药物，裒方之经验者为肘后秘书三十卷。"宋代程公许《沧洲
尘缶编》卷十二《和家恭伯韵别曹扬休还涪陵五首》："须信有方藏肘
后，可能无药起支离。"宋代黄庭坚《山谷外集诗注》卷十《和孙公善
李仲同金樱饵唱酬二首》："李侯好方术，肘后探神奇。"朱彝尊《曝
书亭集》卷二十四《菩萨蛮·东筦书所见》："生香藏肘后，琐细兼红
豆。"皆其比。《抱朴子内篇·勤求第十四》："千百岁中，时有尽其囊

枕之中、肘腋之下秘要之旨耳。"即葛氏"肘后方"得名之由。

《中藏经》之"藏"，俗读为"脏腑"之"脏"，误，应该读作"秘藏"之"藏"。《中藏经》之"中"即"内"，秘也。《说文·丨部》："中，内也。"段玉裁注："中者，别于外之辞也。"《汉书·楚元王传》："诏向领校中五经秘书。"颜师古注："言中者，以别于外。"《周官·阍人》："阍人掌守王宫之中门之禁。"俞樾《平议》："古谓内为中。"所以"内衣"谓之"中"，"中人"即"内人"，"中官"即"内官"，"中朝"即"内朝"，"中署"即"内署"，"中菁"即"内菁"，"中台"即"内台"。《礼记·乡饮酒义》："北方者，冬。冬之为言中也。中者，藏也。"《汉书·孔安国传》："以中书校之。"颜师古注："中书，天子所藏之书也。"《后汉书·盖勋传》："多出中藏财物以饵士。"李贤注："中藏，谓内藏也。"所以古书往往"中秘"连言。《钦定四库全书总目卷首一·圣谕》："惟是镌刻流传，仅什之一，而抄录储藏者，外间仍无由窥睹，岂朕右文本意乎？翰林原许读中秘书，即大臣官员中有嗜古勤学者，并许告之所司，赴阁观览。""中藏经"者，秘藏之经也。言其书宝贵，非其人勿传也。《中藏经序》："二老笑指东洞云：石床上有一书函，子自取之，速出吾居，勿示俗流，宜秘密之。""子可取之，勿传非人。"已明言其书得名之旨也。

还有《金匮要略》一书的读音。称"金匮"者，"匮"乃"柜"之古字。金匮，用金縢所封之柜，典出《尚书·金縢》。古代用来收藏秘密重要文献的地方。贾谊《新书·胎教》："胎教之道，书之玉版，藏之金匮，置之宗庙，以为后世戒。"或者竟读"匮"为"匮乏"之"匮"，中华文化一衰如此，良可叹也！

撰者
壬寅年小暑后一日于广州酲诂斋

点校凡例

底本 本书所用底本为清嘉庆十三年（1808）太岁戊辰春平津馆孙星衍氏刊版《华氏中藏经》，简称"孙本"。鉴于中医学界习惯使用《中藏经》名，所以书名依孙《序》改为《华氏中藏经》。

校本 本书的校本主要有以下数种：

元赵孟頫手写本《华氏中藏经》残本（上卷第十篇"性急则脉急"至第二十九篇及下卷"万应圆"至卷终），简称"赵本"。

光绪丁未年（1907）江阴朱氏校刊《古今医统正脉全书》本《中藏经》，简称"医统本"。

《宛委别藏》所收清钞影印本《华氏中藏经》，简称"宛委本"。

光绪辛卯（1891）仲夏池阳周学海氏校刊《周氏医学丛书》本《华氏中藏经》，简称"周本"。

其他用来校勘的书籍主要有：

《重广补注黄帝内经素问》明·顾从德翻刻宋本，日本经络学会平成四年十一月十四日影印本，简称"《素问》"。

《新刊黄帝内经灵枢》明·无名氏刊本，日本经络学会平成四年十一月十四日影印本，简称"《灵枢》"。

《王翰林集注黄帝八十一难经》日本庆安五年（1652）武村市兵卫刊刻《王翰林集注黄帝八十一难经》，简称"《难经》"。

《脉经》《东洋善本医学丛书》影印静嘉堂文库所藏仿宋何大任本。

《诸病源候论》《东洋善本医学丛书》影印宋版。

《备急千金要方》人民卫生出版社 1982 年影印日本嘉永二年（1849）江户医学馆影摹北宋本，简称"《千金方》"。

《中藏经校注》李聪甫主编，人民卫生出版社，2013 年 6 月第 1 版。

另有所引，随文标注。

目次　孙星衍本原无目次，这次整理，为方便检阅，依据正文及医统本重新编撰目次，置于卷首。

文字　底本使用简体字。明显的错字，如"已"误为"巳"、"未"误为"末"、"术"误为"木"、"刺"误为"剌"等，径予改正；俗字构件如"穴"与"宀"、"礻"与"衤"之类，往往相乱，如"室"之从"穴"，"祛"之从"礻"、"补"之从"衤"等，亦根据上下文意，径予录正。属于《异体字整理表》中的异体字，按照出版物用字规范，改为正字；有区别意义时，如"余"与"馀"，则根据具体情况保留异体字、繁体字。以上均不出校记。至于"藏"与"脏"、"府"与"腑"、"沈"与"沉"、"大"与"太"、"圆"与"丸"等，则严格遵照底本迻录，不敢擅作更改。底本可以确定的误字，仿照中华书局点校《二十四史》之例，用"（ ）"括起，并使用比正文小一号的字，正确的文字则写在"〔 〕"里，用与正文字号相同的字，并出校记说明校改依据；其它可供参考的校勘意见，在校记中说明，不敢轻易改动底本文字。孙本方剂下的药物剂量及炮制，有的地方用小字夹注，有的地方用与正文相同字号的文字，参差不一，此次整理统一为比正文小一号的文字。

校记　本次采用详校方式。以上所举校本异文，尽量录入校记之中。其它参校之本有意义的异文，也尽量写入校记。孙本正文下的双行夹注，移入校注，称"原校"。少数词语的词义及用法特别，也偶在校记中及之。详细注释，待他日从容为之。

目 次

重校《华氏中藏经》序[1]

  《华氏中藏经》，见郑樵《通志·艺文略》，为一卷。陈振孙《书录解题》同，云"汉谯郡华陀[2]元化[3]撰"。《宋史·艺文志》华氏作"黄"，盖误。今世传本有八卷，吴勉学刊在《古今医统》中。余以乾隆丁未年入翰林，在都见赵文敏手写本。卷上自第十篇"性（忌）[急][4]则脉急"已下起，至第二十九篇为一卷；卷下自万应圆药方至末为一卷；失其中卷。审是真迹。后归张太史锦芳，其弟录稿赠余。又以嘉庆戊辰年乞假南归，在吴门见周氏所藏元人写本，亦称赵书，具有上、中、下三卷，而缺《论诊杂病必死候第四十八》及《察声色形证决死法第四十九》两篇。合前后二本，校勘明本，每篇脱落舛误凡有数百字。其方药名件、次序、分量，俱经后人改易，或有删去其方者。今以赵写两本为定。

  此书文义古奥，似是六朝人所撰，非后世所能假托。考《隋书·经籍志》有《华陀[5]观形察色并三部脉经》一卷，疑即是中卷《论诊杂病必死候》已下二篇，故不在赵写本中，未敢定之。邓处中之名不见书传。陈振孙亦云：自言为华先生外孙，称此书因梦得于石函，莫可考也。序末称"甲寅秋九月序"，古人亦无以干支纪岁不著"岁"字者，疑其序伪[6]作。至一卷、三卷、八卷分合之异，则后人所改。赵写本旁注有高宗、孝宗庙讳，又称有库本、陆本异同，是依宋本手录。元代不避宋讳，而不更其字，可见古人审慎阙疑之意。

  此书四库书既未录存，又两见赵写善本，急宜刊刻，以公同好。

卷下“万应圆”等，皆以丸散治疾，而无汤药。古人配合药物分量，案五藏五味配以五行生成之数，今俗医任意增减，不识君臣佐使，是以古人有不服药为中医之叹。要知外科丸散，率用古方分量，故其效过于内科，此即古方不可增减之明证。余所得宋本医学书甚多，皆足证明人改乱古书之谬，惜无深通医理者与共[7]证之。

嘉庆十三年太岁戊辰十月四日孙星衍撰序于安德使署之平津馆

【校注】

[1] 周本作“孙刻《中藏经》序”，在“《华氏中藏经》序”后。

[2] 周本“陀”作“佗”。

[3]《三国志·华佗传》：“华佗，字元化，沛国谯人也，一名旉。”按：古人名、字多相应。颜回字子渊。渊，回水也。宰予，字子我。齐·庆嗣字子息。屈原名平，《尔雅·释地》：“广平曰原。”诸葛亮，字孔明。名与字或不相应者，有因名或字用音同音近的假借字。桂馥《晚学集》卷六：“古人名字异称者，或借声近之字，或假义同之文，多此类也。”（《丛书集成初编》2518册177页。民国25年商务印书馆本）如王引之《经义述闻》卷二十二《春秋名字解诂》所举：宋公子充石，字皇父。皇，大也。硕，大也。石乃硕的借字。曹叔申，字子我。《尔雅》：“身，我也。”申乃身的借字。“华佗，字元化，一名旉”者，“佗”盖“易”之记音字，“易”亦训变化。“佗”从“它”声。秦汉之后，从“它”、从“也”混用，如“蛇”，又作“虵”。《集韵·戈韵》：“佗，彼之称。或从也，通作它。”东汉“也”“易”音同（东汉歌部“施池驰地”等从“也”的字转入支部）。如：“舓”，从舌，易声，《说文》：“舓或从也。”从舌，“也”声。“鬄”，易声，《说文》或体作“髢”，也声。《淮南子·氾论》：“礼与俗化。”高诱注：“化，易也。”《白虎通义·天地》：“地者，易也。言养万物怀任交易变化也。”从“也”之字或与“易”通用。《尔雅·释诂下》：“弛，易也。”《集

韵·纸韵》:"施,改易也。"。"一名旉"者,"旉"盖"花"(荂、华)的借字。《尔雅·释草》:"华,荂也。"郭璞注:"今江东呼华为荂,音敷。"花从化声,旉、敷、华江东方音相同。华佗之名字盖含变化、变易义。陈寅恪说:"华佗",是古梵文"agada"的音译。是"治病良药""疾病克星"的意思。按:据音而推,华佗当对应"gada"之音。据林光明、林怡馨合编《梵汉大辞典》(台北嘉丰出版社,2005),"a-gada"是健康。"gada"是疾病、疮疤。"a"是否定接头词,不;非;未。犹未,无。"agada"是无疾病。慧琳《一切经音义》卷21页17(总P811)引《华严经音义》:"阿,无也;揭陀,病也。服此药已,更无有病,故名之耳。"《千金翼方》卷21有"阿伽陀圆",即取其义。

[4] 赵本、本书卷上《脉要论第十》"忌"并作"急",据改。

[5] 周本"陀"作"佗"。百衲本《隋书·经籍志》亦作"佗"。

[6] 周本"伪"作"为"。

[7] 周本"共"作"其"。

《华氏中藏经》序[1]

应灵洞主探微真人少室[2]山邓处中撰[3]

华先生讳佗，字元化。性好恬淡，喜味方书。多游名山幽洞，往往有所遇。一日，因酒息于公宜山古洞前，忽闻人论疗病之法，先生讶其异，潜逼洞窃听。须臾，有人云：华生在迩，术可付焉。复有一人曰：道生性贪，不悯生灵，安得付也？先生不觉愈骇。跃入洞，见二老人，衣木皮，顶草冠。先生躬趋左右而拜曰：适闻贤者论方术，遂乃忘归。况济人之道，素所好为，所恨者，未遇一法可以施验，徒自不足耳。愿贤者少察愚诚，乞与开悟，终身不负恩。首坐先生云：术亦不惜，恐异日与子为累。若无高下，无贫富，无贵贱，不务财贿，不惮劳苦，矜老恤幼为急，然后可脱子祸。先生再拜谢曰：贤圣之语，一一不敢忘，俱能从之。二老笑指东洞云：石床上有一书函，子自取之，速出吾居，勿示俗流，宜秘密之。先生时得书，回首已不见老人。先生慞怯离洞，忽然不见。云奔雨泻，石洞摧塌。既览其方，论多奇怪。从兹施试，效无不存[4]神。先生未六旬，果为魏所戮。老人之言，预有斯验。余乃[5]先生外孙也，因弔[6]先生寝室，梦先生引余坐，语《中藏经》真活人法也，子可取之，勿传非人。余觉，惊怖不定，遂讨先生旧物，获石函一具，开之，得书一帙，迺《中藏经》也。予性拙于用，复授次子思，因以志其实。

甲寅秋九月序[7]

【校注】

[1] 医统本"《华氏中藏经》序"作"《中藏经》序"。后同，不复出校。周本"《华氏中藏经》序"作"《中藏经》原序"。

[2] 医统本"室"作"窒"，俗书"宀""穴"相乱。

[3] 医统本"撰"作"序"。

[4] 周本无"存"。

[5] 医统本"乃"作"迺"。

[6] 医统本"弔"作"吊"。

[7] 孙本"甲寅秋九月序"下有"此序赵写本所无，似是后人伪作，姑附存之"小字夹注。

《华氏中藏经》卷上 [1]

赐进士及第授通奉大夫署山东布政使督粮道孙星衍校 [2]

【校注】

[1] 医统本作"《中藏经》卷一"。周本作"《中藏经》卷上"。

[2] 医统本、宛委本、周本无此二十三字，医统本、周本"《中藏经》卷一"下有"汉华佗元化著"。宛委本作"汉谯郡华陀元化撰"。后同，不复出校。

人法于天地论第一

人者，上禀天，下委地，阳以辅之，阴以佐之。天地顺，则人气泰；天地逆，则人气否。是以天地有四时五行，寒暄动静。其变也，喜为雨，怒为风，结为霜，张为虹，此天地之常也。人有四肢五脏，呼吸寤寐，精气流散，行为荣，张为气，发为声，此人之常也。

阳施于形，阴慎 [1] 于精，天地之同也。失其守，则蒸而热发，否而寒生，结作瘿瘤，陷作痈疽，盛而为喘，减而为枯，彰于面部，见于形体。天地通塞，一如此矣。故五纬盈亏，星辰差忒，日月交蚀，彗孛飞走，乃天地之灾怪也；寒暄不时，则天地之蒸否也；土起石立，则天地之痈疽也；暴风疾雨，则天地之喘乏也；江河竭耗，则天地之枯焦也。鉴者决之以药，济之以针，化之以道，佐之以事。故形体有可救之病，天地有可去之灾。

人之危厄死生，禀于天地。阴之病也，来亦缓而去亦缓；阳之病也，来亦速而去亦速。阳生于热，热而舒缓；阴生于寒，寒则拳急。寒邪中于下，热邪中于上，饮食之邪中于中。人之动止，本乎天地。知人者，有 [2] 验于天；知天者，必有验于人。天合于人，人法于天。见天地逆从，则知人衰盛。人有百病，病有百候，候有百变，皆天地阴阳逆从而生。苟能穷究乎此，如其神耳！

【校注】

[1] 阴慎：周本校云："按'阴慎'，'慎'义难晓，恐误"。按：慎，读若"顺"。

[2] 有：医统本作"必有"。

阴阳大要调神论第二

天者，阳之宗；地者，阴之属。阳者，生之本；阴者，死之基。天地之间，阴阳辅佐者，人也。得其阳者，生；得其阴者，死。阳中之阳，为高真；阴中之阴，为幽鬼。故钟于阳者，长；钟于阴者，短。多热者，阳之主；多寒者，阴之根。阳务其上，阴务其下。阳行也速，阴行也缓。阳之体轻，阴之体重。阴阳平，则天地和而人气宁；阴阳逆，则天地否而人气厥。故天地得其阳则炎炽，得其阴则寒凛。

阳始于子前，末于午后；阴始于午后，末于子前。阴阳盛衰，各在其时，更始更末，无有休息。人能从之，亦智也。《金匮》曰[1]：秋首养阳，春首养阴。阳勿外闭，阴勿外侵。火出于木，水生于金。水火通济，上下相寻。人能循此，永不湮沈。此之谓也。

呜呼，凡愚岂知是理！举止失宜，自致其罹。外以风寒暑湿，内以饥[2]饱劳役，为败欺残正体，消亡正神。缚绊其身，死生告陈。

殊不知脉有五死，气有五生。阴家脉重，阳家脉轻。阳病阴脉则不永，阴病阳脉则不成。阳候多语，阴症无声。多语者易济，无声者难荣。阳病则旦静，阴病则夜宁。阴阳运动，得时而行。阳虚则暮乱，阴虚则朝争。朝暮交错，其气厥横。

死生致理，阴阳中明。阴气下而不上曰断络，阳气上而不下曰绝经。阴中之邪曰浊，阳中之邪曰清。火来坎户，水到离扃。阴阳相应，方乃和平。阴不足，则济之以水母；阳不足，则助之以火精。阴阳济等，各有攀陵。

上通三寸，曰阳之神路；下通三寸，曰阴之鬼程。阴常宜损，阳常宜盈。居之中者，阴阳匀停。是以阳中之阳，天仙赐号；阴中之阴，下鬼持名。顺阴者多消灭，顺阳者多长生。逢斯妙趣，无所不灵。

【校注】

[1] 周本校云："按《金匮》文不见《内经》，盖古医经也。后篇所引多此类。"

[2] 饥：宛委本作"饑"。下或同，不复出校。

生成论第三

阴阳者，天地之枢机；五行者，阴阳之终始。非阴阳，则不能为天地；非五行，则不能为阴阳。故人者，成于天地，败于阴阳也，由五行逆从而生焉。

天地有阴阳五行，人有血脉五脏。五行者，金木水火土也；五脏者，肺肝心肾脾也。金生水，水生木，木生火，火生土，土生金，则生成之道，循环无穷；肺生肾，肾生肝，肝生心，心生脾，脾生肺，上下荣养，无有休息。故《金匮至真要论》云：心生血，血为肉之母；脾生肉，肉为血之舍；肺属气，气为骨之基；肾应骨，骨为筋之本；肝系筋，筋为血之源。五脏五行，相成相生，昼夜流转，无有始终。从之则吉，逆之则凶。

天地阴阳五行之道，中含于人。人得者，可以出阴阳之数，夺天地之机，悦五行之要，无终无始，神仙不死矣。

阳厥论第四

骤风暴热，云物飞飏，晨晦暮晴，夜炎昼冷，应寒不寒，当雨不雨，水竭土坏，时岁大旱，草木枯悴，江河乏涸，此天地之阳厥也。暴壅塞，忽喘促，四肢不收，二腑不利，耳聋目盲，咽干口焦，舌生疮，鼻流清涕，颊赤心烦，头昏脑重，双睛似火，一身如烧，素不能者乍能，素不欲者乍欲，登高歌笑，弃衣奔走，狂言妄语，不辨亲疏，发躁无度，饮水不休，胸膈膨胀，腹与胁满闷，背疽肉烂，烦溃[1]消中，食不入胃，水不穿肠，骤肿暴满，叫呼昏冒，不省人事，疼痛不知去处，此人之阳厥也。阳厥之脉，举按有力者，生；绝者，死。

【校注】
[1] 溃：周本作"愦"。

阴厥论第五

飞霜走雹，朝昏暮霭，云雨飘飘，风露寒冷，当热不热，未寒而寒，时气霹雳，泉生田野，山摧地裂，土坏河溢，月晦日昏，此天地之阴厥也。暴哑卒寒，一身拘急，四肢拳挛，唇青面黑，目直口噤，心腹满痛，头颔摇鼓，腰脚沈重，语言謇涩，上吐下泻，左右不仁，大小便活[1]，吞吐酸渌，悲忧惨慽，喜怒无常者，此人之阴厥也。阴厥之脉，举指弱，按指大者，生；举按俱绝者，死；一身悉冷，额汗自出者，亦死。阴厥之病，过三日，勿治。

【校注】

[1] 活：《说文·水部》："活，水流声。"古活切。音郭。又作"活活"。谓如水之流，不能固摄也。

阴阳否格论第六

阳气上而不下，曰否；阴气下而不上，亦曰否。阳气下而不上，曰格；阴气上而不下，亦曰格。否格者，谓阴阳不相从也。阳奔于上，则燔脾肺，生其（疸）[疸][1]也，其色黄赤，皆起于阳极也。阴走于下，则冰肾肝，生其厥也，其色青黑，皆发于阴极也。（疸）[疸]为黄（疸）[疸]也，厥为寒厥也，由阴阳否格不通而生焉。阳燔，则治以水；阴厥，则助以火。乃阴阳相济之道耳。

【校注】

[1] 疸：医统本、周本此句及下"疸为黄疸也"句之"疸"并作"疸"，义长，据改。

寒热论第七

人之寒热往来者，其病何也？此乃阴阳相胜也。阳不足，则先寒后热；阴不足，则先热后寒。又，上盛，则发热；下盛，则发寒。皮寒而燥者，阳不足；皮热而燥者，阴不足。皮寒而寒者，阴盛也；皮热而热者，阳盛也。发热 [1] 于下，则阴中之阳邪也；发热 [2] 于上，则阳中之阳邪也。寒起于上，则阳中之阴邪也；寒起于下，则阴中之阴邪也。寒而颊赤多言者，阳中之阴邪也；热而面青多言者，阴中之阳邪也；寒而面青多言者，阴中之阴邪也。若不言者，不可治也。阴中之阴中者，一生九死；阳中之阳中者，九生一死。阴病难治，阳病易医。诊其脉候，数在上，则阳中之阳也；数在下，则阴中之阳也；迟在上，则阳中之阴也；迟在下，则阴中之阴也；数在中，则中热；迟在中，则中寒。寒用热取，热以寒攻。逆顺之法，从乎天地，本乎阴阳也。

天地者，人之父母也；阴阳者，人之根本也。未 [3] 有不从天地阴阳者也。从者生，逆者死。寒之又寒 [者，死] [4]；热之又热者，生。《金匮大要论》云：夜发寒者，从；夜发热者，逆。昼发热者，从；昼发寒者，逆。从逆之兆，亦在乎审明。

【校注】

[1] 发热：医统本、周本作"热发"。

[2] 发热：医统本、周本作"热发"。

[3] 孙本"未"作"末"，周本作"未"，义长，据改。

[4]《中藏经校注》据"得阴者死"之理及"热之又热者生"语例，补"者死"。从补。

虚实大要论第八

病有脏虚脏实，腑虚腑实，上虚上实，下虚下实，状各不同，宜深消息。

肠鸣气走，足冷手寒，食不入胃，吐逆无时，皮毛憔悴，肌肉皱皱，耳目昏塞，语声破散，行步喘促，精神不收，此五脏之虚也。诊其脉，举指而活，按之而微，看在何部，以断其脏也。又，按之沈、小、弱、微、短、涩、软、濡，俱为脏虚也。虚则补益，治之常情耳。

饮食过多，大小便难，胸膈满闷，肢节疼痛，身体沈重，头目昏眩，唇[舌][1]肿胀，咽喉闭塞，肠中气急，皮肉不仁，暴生喘乏，偶作寒热，疮疽并起，悲喜时来，或自痿弱，或自高强，气不舒畅，血不流通，此脏之实也。诊其脉，举按俱盛者，实也。又，长、浮、数、疾、洪、紧、弦、大，俱曰实也。看在何经，而断其脏也。

头疼目赤，皮热骨寒，手足舒缓，血气壅塞，丹瘤更生，咽喉肿痛，轻按之痛，重按之快，食饮如故，曰腑实也。诊其脉，浮而实大者是也。

皮肤搔痒，肌肉膜胀，食饮不化，大便滑而不止。诊其脉，轻手按之得滑，重手按之得平，此乃腑虚也。看在何经，而正其时[2]也。

胸膈痞满，头目碎痛，饮食不下，脑项昏重，咽喉不利，涕唾稠粘，诊其脉左右寸口沈结实大者，上实也。

颊赤心忪，举动颤栗，语声嘶嗄，唇焦口干，喘乏无力，面少颜色，颐颔肿满，诊其左右寸脉弱而微者，上虚也。

大小便难，饮食如故，腰脚沈重，脐腹疼痛，诊其左右手脉尺中脉伏而涩者，下实也。

大小便难，饮食进退，腰脚沈重，如坐水中，行步艰难，气上奔冲，梦寐危险，诊其左右尺中脉滑而涩[3]者，下虚也。病人脉微、涩、短、小，俱属下虚也。

【校注】

[1]《中藏经校注》据光绪庚辰年徐舜山校刊本及文例补"舌"。从补。

[2]周本校云："按：'正其时'，'时'当时'府'。"

[3]医统本"脉滑而涩"下有校语："滑、涩不兼见，当有误"。周本亦有校语："按：'脉滑而涩'，滑、涩不兼见，当有误。"按：《脉诀刊误卷下》引《中藏经》曰："脉举之滑，按之微，看在何部，以断其藏。又，按之沉、小、弱、微、短、涩、软、濡，俱为藏虚；其脉举按皆盛者，实也。又，长、浮、数、疾、洪、紧、弦、大，俱曰藏实。其脉浮而实大者，府实也；轻手按之滑，重手按之平者，府虚也。左右寸口沉结实大者，上实也；左右寸弱而微者，上虚也。左右尺脉伏而涩者，下实也；尺中脉滑而濡者，下虚也。尺中微、涩、短、小者，俱属下虚也。""滑而涩"作"滑而濡"。《景岳全书卷一传忠录上明理一·虚实篇六》引华元化《虚实大要论曰》："诊其左右尺中脉弦而细者，下虚也。病人脉微、涩、短、小，俱属下虚也。""滑而涩"作"弦而细"。

上下不宁论第九

脾病者，上下不宁。何谓也？脾，上有心之母，下有肺之子。心者，血也，属阴；肺者，气也，属阳。脾病，则上母不宁；母不宁，则为阴不足也；阴不足，则发热。又，脾病，则下子不宁；子不宁，则为阳不足也；阳不足，则发寒。脾病，则血气俱不宁；血气不宁，则寒热往来，无有休息，故脾如[1]疟也。谓脾者土也，心者火也，肺者金也。火生土，土生金。故曰：上有心母，下有肺子，脾居其中，病则如斯耳。他脏上下皆法于此也。

【校注】

[1] 医统本、周本并有校语："按：'脾如'当作'如脾'"。

脉要论第十

脉者，乃气血之先也[1]。气血盛，则脉盛；气血衰，则脉衰；气血热，则脉数；气血寒，则脉迟；气血微，则脉弱；气血平，则脉缓。

又，长人，脉长；短人，脉短；性急，则脉急；性缓，则脉缓。反此者，逆；顺此者，从也。

又，诸数为热，诸迟为寒，诸紧为痛，诸浮为风，诸滑为虚，诸伏为聚，诸长为实，诸短为虚。

又，短、涩、沈、迟、伏皆属阴，数、滑、长、浮、紧皆属阳。阴得阴者，从；阳得阳者，顺。违之者逆。

阴阳消息，以经而处[2]之。假令数在左手，得之浮者，热入小肠；得之沈者，热入于心。馀皆傲此。

【校注】

[1] 脉者，乃气血之先也：《普济方卷一百二十六伤寒门·辨脉法第一》引华陀云作"脉者，气血之充也。"《素问·脉要精微论篇第十七》："夫脉者，血之府也。"《灵枢·本藏第四十七》："经脉者，所以行血气而营阴阳，濡筋骨，利关节者也。"《灵枢·五味论第六十三》："血脉者，中焦之道也。"

[2] 处：决断；诊断。

五色[1]脉论第十一

面青，无右关脉者，脾绝也；面赤，无右寸脉者，肺绝也；面白，无左关脉者，肝绝也；面黄，无左尺脉者，肾绝也；面黑，无左寸脉者，心绝也。五绝者，死。夫五绝当时，即死；非其时，则半岁死。然五色虽见，而五脉不见，即非病者矣。

【校注】
[1] 色：原校：一作绝。

脉病外内证决论第十二

病风人，脉（肾）[紧][1]、数、浮、沈，有[2]汗出不止，呼吸有声者，死；不然，则生。

病气人，一身悉肿，四肢不收，喘无时，厥逆不（湿）[温][3]，脉候沈小者，死；浮大者，生。

病劳人，脱肛，骨肉相失，声散，呕血，阳事不禁，梦寐交侵，呼吸不相从，昼凉夜热者，死；吐脓血者，亦死；其脉不数有根蒂者及颊不赤者，生。

病肠澼者，下脓血，病人脉急，皮热，食不入，腹胀，目瞪者，死；或一身厥冷，脉沈细而不生[4]者，亦死；食如故，脉沈[5]浮有力而不绝者，生。

病热人，四肢厥，脉弱，不欲见人，食不入，利下不止者，死；食入，四肢温，脉大，语狂，无睡者，生。

病寒人，狂言不寐，身冷，脉数，喘息，目直者，死；脉有力而不喘者，生。

阳病人，精神颠倒，寐而不惺[6]，言语失次，脉候浮沈有力者，生；无力及食不入胃，下利不定者，死。

久病人，脉大身瘦，食不充肠，言如不病，坐卧困顿者，死；若饮食进退，脉小而有力，言语轻嘶，额无黑气，大便结涩者，生。

大凡阳病阴证，阴病阳证，身瘦脉大，肥人脉衰，上下交变，阴阳颠倒，冷热相乘，皆属不吉。从者生，逆者死。治疗之法，宜深消息。

【校注】

[1] 医统本、周本"肾"作"紧"，据改。

[2] 医统本"有"下夹注："疑有脱误"。按：有，若；如果。

[3] 湿：医统本、宛委本、周本同。医统本夹注："似系'温'字之讹"。《中藏经校注》据清乾隆五十七年周锡瓒点校本改"温"。从改。

[4] 医统本下有校语："'生'字似误"。按：生，有活力。不生，谓无力。

[5] 周本"沈"作"沉"。"沈""沉"古今字。

[6] 惺：苏醒。

生死要论第十三

凡不病而五行绝者，死；不病而性变者，死；不病而暴语妄者，死；不病而暴不语者，死；不病而暴喘促者，死；不病而暴强厥[1]者，死；不病而暴目盲者，死；不病而暴耳聋者，死；不病而暴痿缓者，死；不病而暴肿满者，死；不病而暴大小便结者，死；不病而暴无脉者，死；不病而暴昏冒如醉者，死。此皆内气先尽 [2] 故也。逆者，即死；顺者，二年无有生者也。

【校注】

[1] 厥：原校：一作中。

[2] 尽：原校：一作绝。

病有灾怪论第十四

病有灾怪，何谓也？病者应寒而反 [1] 热，应热而反寒，应吐而不吐，应泻而不泻，应汗而不汗，应语而不语，应寐而不寐，应水而不水，皆属灾怪也。此乃五脏之气不相随从而致之矣。四逆者，不治。四逆者，谓主客运气俱不得时也。

【校注】

[1] 而反：赵本作"反而"。

水法有六论第十五

病起于六腑者，阳之系也。阳之发也，或上或下，或内或外，或畜在中。行之极也，有能歌笑者，有能悲泣者，有能奔走者，有能呻吟者，有自委曲 [1] 者，有自高贤者，有寤而不寐者，有寐而不寤者，有能食而不便利者，有不能食而便自利者，有能言而声清者，有不能言而声昧者，状各不同，皆生六腑也。喜其通者，因以通之；喜其塞者，因以塞之；喜其水者，以水济之；喜其冰者，以冰助之。病者之乐，慎[2]勿违背，亦不可强抑之也。如此从顺，则十生其十，百生其百，疾无不愈矣。

【校注】

[1] 委曲：医统本、周本作"曲委"。按："委曲"同义连用。

[2] 慎：孙本作小字"孝宗庙讳"。赵本同。医统本、宛委本、周本作"慎"，据录正。

火法有五论第十六

病起于五脏者，皆阴之属[1]也。其发也，或偏枯，或痿躄，或外寒而内热，或外热而内寒，或心腹膨胀，或手足拳挛，或口眼不正，或皮肤不仁，或行步艰难，或身体强硬，或吐泻不息，或疼痛不宁，或暴无语，或久无音，绵绵默默，状若死人。如斯之候，备出于阴。

阴之盛也，阳必不足；阳之盛也，阴必不盈。故前论云：阳不足则助之以火精，阴不足则济之以水母者是也。故喜其汗者，汗之；喜其温者，温之；喜其热者，热之；喜其火者，火之；喜其汤者，汤之。温热汤火，亦在其宜，慎[2]勿强之。如是，则万全其万。水火之法，真阴阳也。治救之道，当详明矣[3]。

【校注】

[1] 属：赵本作"所属"。

[2] 慎：孙本作小字"孝宗庙讳"。赵本同。医统本、宛委本、周本作"慎"，据录正。

[3] 医统本此下为"《中藏经》卷一终"。

风中有五生死论第十七[1]

风中有五者，谓肝、心[2]、脾、肺、肾也。五脏之中，其言生死，状各不同[3]。

心风之状[4]，汗自出而好偃，仰卧不可转则[5]，言语狂妄。若唇正赤者，生，宜于心俞灸之；若唇面或青、或黄、或白、或黑，其色不定，眼瞤动不休者，心绝也，不可救，过五六日即死耳。

肝风之状，青色围目，连额上，但坐不得倨偻者，可治；若喘而目直视、唇面俱青者，死。肝风，宜于肝俞灸之。

脾风状，一身通黄，腹大而满，不嗜食，四肢不收持。若手足未青[6]而面黄者，可治；不然，即死。脾风，宜于脾俞灸之。

肾风之状，但踞坐而腰脚重痛也。视其胁下，未生黄点者，可治；不然，即死矣。肾风，宜灸肾俞穴也。

肺风之状，胸中气满，冒昧汗出，鼻不闻香臭，喘而不得卧者，可治；若失血及妄语者，不可治，七八日死。肺风，宜于肺俞灸之。

凡诊其脉，滑而散者，风也；缓而大，浮而紧[7]，软而弱，皆属风也。

中风之病，鼻下赤黑相兼，吐沫而身直者，七日死也。又，中风之病，口噤筋急，脉迟者，生；脉急而数者，死。

又，心、脾俱中风，则舌强不能言也；肝、肾俱中风，则手足不遂也。

风之厥，皆由于四时不从之气，故为病焉。有瘾疹者，有偏枯者，有失音者，有历节者，有颠[8]厥者，有疼痛者，有聋瞽者，有疮癞者，有胀满者，有喘乏者，有赤白者，有青黑者，有瘙痒者，有狂妄者，皆起于风也。

其脉浮虚者，自虚而得之；实大者，自实而得之；弦紧者，汗出而得之；喘乏者，饮酒而得之；癫厥者，自劳而得之；手足不中[9]者、言语蹇涩者，房中而得之；瘾癣者，自痹[10]湿而得之；历节疼痛者，因醉犯房而得之；聋瞽疮癞者，自五味饮食冒犯禁忌而得之。千端万状，莫离于五脏六腑而生矣。所使之候，配以此耳。

【校注】

[1] 医统本"风中有五生死论第十七"前有"《中藏经》卷二汉华佗元化著"。

[2] 肝、心：医统本作"心、肝"。

[3] 状各不同：赵本作"状不同者"。

[4] 状：原校：一作候。

[5] 则：宛委本同。赵本、医统本、周本作"侧"。"则"通"侧"。

[6] 青：读若"清"，寒凉。

[7] 紧：原校：一作虚。

[8] 颠：赵本作"癫"。

[9] 中：周本作"用"。

[10] 痹：原校：一作卑。

积聚癥瘕杂虫论第十八

积聚癥瘕杂虫者，皆五脏六腑真气失而邪气并，遂乃生焉。久之不除也，或积或聚，或癥或瘕，或变为虫，其状各异。有能害人者，有不能害人者，有为病缓者，有为病速者，有疼者，有痒者，有生头足者，有如杯块者，势类不同。盖因内外相感，真邪相犯，气血熏搏[1]，交合而成也。

积者，系于脏也；聚者，系于腑也；癥者，系于气也；瘕者，系于血也；虫者，乃血气食物相感而化也。

故积有五，聚有六，癥有十二，瘕有八，虫有九，其名各不同也。积，有心、肝、脾、肺、肾也；聚，有大肠、小肠、胆、胃、膀胱、三焦之六名也；癥，有劳、气、冷、热、虚、实、风、湿、食、药、思、忧之十二名也；瘕，有青、黄、燥、血、脂、狐、蛇、鳖之八名也；虫，有伏、蛇[2]、白、肉、肺、胃、赤、弱、蛲之九名也。为病之说，出于诸论。治疗之法，皆具于后。

【校注】

[1] 搏：孙本作"搏"，赵本、医统本、周本作"搏"。俗书"搏""搏"相乱，据录正。说详拙文《＜伤寒论＞"搏""治"新证》。

[2] 蛇：医统本、周本作"蚘"。

劳伤论第十九

劳者，劳于神气也；伤者，伤于形容也。

饥饱无度，则伤脾；思虑过度，则伤心；色欲过度，则伤肾；起居过常，则伤肝；喜怒悲愁过度，则伤肺。又，风寒暑湿，则伤于外；饥饱劳役，则败于内。昼感之，则病荣；夜感之，则病卫。荣卫经行，内外交运，而各从其昼夜也。

劳于一[1]，一起为二，二传于三，三通于四，四干于五，五复犯一。一至于五，邪乃深藏，真气自失，使人肌肉消，神气弱，饮食减，行步艰难。及其如此，虽司命，亦不能生也。故《调神气论》曰：调神气，慎[2]酒色，节起居，省思虑，薄滋味者，长生之大端也。

诊其脉，甚数[3]、甚急、甚细、甚弱、甚微、甚涩、甚滑、甚短、甚长、甚浮、甚沈[4]、甚紧、甚弦、甚洪、甚实，皆生于劳伤。

【校注】

[1] 劳于一：赵本作"始劳于一"。

[2] 慎：孙本作小字"孝宗庙讳"。赵本同。医统本、宛委本、周本作"慎"，据录正。

[3] 甚数：原校：一作数甚。馀下做此。

[4] 沈：赵本作"沉"。

传尸论第二十

传尸者，非一门相染而成也。人之血气衰弱，脏腑虚羸，中于鬼气，因感其邪，遂成其疾也。

其候或咳嗽不已，或胸膈妨闷，或肢体疼痛，或肌肤消瘦，或饮食不入，或吐利不定，或吐脓血，或嗜水浆，或好歌咏，或爱悲愁，或癫[1]风[2]发歇，或便溺艰难。或因酒食而遇，或因风雨而来，或问病弔[3]丧而得，或朝走暮游而逢，或因气聚，或因血行，或露卧于田野，或偶会于园林。钟此病死之气，染而为疾，故曰传尸也。治疗之方，备于篇末。

【校注】

[1] 癫：周本作"颠"。

[2] 风：原校：一作狂。

[3] 弔：赵本作"吊"。

论五脏六腑虚实寒热生死逆顺之法第二十一

夫人有五脏六腑虚、实、寒、热、生、死、逆、顺，皆见于形证脉气，若非诊察，无由识也。虚则补之，实则泻之，寒则温之，热则凉之，不虚不实，以经调之。此乃良医之大法也。其于[1]脉证，具如篇末。

【校注】

[1] 于：医统本、周本作"诸"。

论肝脏虚实寒热生死逆顺脉证之法第二十二

肝者，与胆为表里[1]，足厥阴、少阳是其经也[2]。王于春[3]，春乃万物之始生，其气[4]嫩而软，虚而宽，故其脉弦[5]。软，不可发汗；弱，则不可下。弦长曰平，反此曰病。

脉虚而弦，是谓太过，病在外。太过，则令人善忘[6]忽忽，眩冒；（实）[虚][7]而微，是谓不及，病在内。不及，则令人胸痛引两胁胀满[8]。

大凡肝实，则引两胁下痛，引小腹，令人[9]喜怒；虚，则如人将捕之[10]。其气逆，则头痛，耳聋，颊赤[11]。

其脉沈之而急，浮之亦然，主胁肋[12]满，小便难，头痛，目眩[13]。

其脉急甚，恶言；微急，气在胸胁下；缓甚，呕逆；微缓，水痹；大（急）[甚][14]，内痛吐血；微大，筋痹；小甚，多饮；微（大）[小][15]，消瘅[16]；滑甚，㿉疝；微滑，遗溺；涩甚，流饮；微涩，疭挛变也[17]。

又，肝之积气在胁，久不[愈][18]，发为咳逆，或为痎疟也[19]。

虚，则梦花草茸茸；实，则梦山林茂盛[20]。

肝之病，旦（喜）[慧][21]，晚甚，夜静[22]。

肝病，则头痛，胁痛[23]，目眩，肢满[24]。囊缩，小便不通[25]，十日死[26]。

又，身热恶寒，四肢不举，其脉当弦长而急，反短而涩，乃金刻[27]木也，十死，不治[28]。

又，肝中寒，则两臂痛不能举、舌本燥、多太息、胸中痛、不能转侧，其脉左关上迟而涩者是也[29]；肝中热，则喘满而多怒、目疼、腹胀满、不嗜食、所作不定、睡中惊悸、眼赤、视不明，其脉左关阴实者是也[30]；肝虚冷，则胁下坚痛、目盲、臂痛、发寒热如疟状、不欲食，妇人则月水不来而气急，其脉左关上沈而弱者是也[31]。

【校注】

[1]《灵枢·本输第二》："肝合胆。"《素问·血气形志第二十四》："（足）少阳与厥阴为表里。"《脉经卷第一·两手六脉所主五藏六腑阴阳逆顺第七》："肝部在左手，关上是也，足厥阴经也，与足少阳为表里，以胆合为府，合于中焦，名曰胞门，在大仓左右三寸。"《诸病源候总论卷十五五脏六府病诸候·肝病候》："肝象木，王于春，其脉弦，其神魂，其候目，其华在爪，其充在筋，其声呼，其臭臊，其味酸，其液泣，其色青，其藏血，足厥阴其经也。与胆合为府而主表，肝为藏而主里。"

[2]《灵枢·经脉第十》："肝足厥阴之脉，起于大指丛毛之际……属肝，络胆。"

[3]《灵枢·阴阳系日月第四十一》："黄帝曰：五行以东方为甲乙

木，主春。春者，苍色，主肝。肝者，足厥阴也。"《素问·藏气法时论第二十二》："肝主春，足厥阴、少阳主治，其日甲乙。"

[4] 气：象。

[5]《素问·宣明五气第二十三》："五脉应象：肝脉弦。"《脉经卷第三·肝胆部第一》："肝象木，与胆合为府。其经足厥阴，与足少阳为表里。其脉弦。""春脉，肝也；东方，木也；万物之所以始生也。故其气来濡弱轻虚而滑，端直以长，故曰弦。反此者病。"

[6]《素问·玉机真藏论第十九》："太过，则令人善忘忽忽，眩冒而巅疾。"王冰注："忽忽，不爽也。眩，谓目眩，视如转也。冒，谓冒闷也。胠，谓腋下胁也。'忘'当为'怒'，字之误也。《灵枢经》曰：'肝气实则怒'。"新校正云："按：《气交变大论》云：'木太过，甚则忽忽善怒，眩冒巅疾。'则'忘'当作'怒'"。《脉经卷第三·肝胆部第一》："其气来实而强，此谓太过，病在外。""太过，则令人善忘忽忽，眩冒而癫疾。"

[7] 实：周本作"虚"。作"虚"义长，据改。《脉经卷第三·肝胆部第一》："其气来不实而微，此谓不及，病在中。"

[8]《素问·玉机真藏论第十九》："其不及，则令人胸痛引背，下则两胁胠满。"《脉经卷第三·肝胆部第一》："不及，则令人胸胁痛引背，下则两胁胠满。"

[9] 引小腹，令人：原校：本无此五字。宛委本作"一本无此五字"。

[10]《素问·藏气法时论第二十二》："肝病者：两胁下痛，引少腹，令人善怒；虚，则目䀮䀮无所见，耳无所闻，善恐，如人将捕之。"

[11] 赤：原校：一作"肿"。按：《素问·藏气法时论第二十二》："气逆，则头痛，耳聋不聪，颊肿。"《脉经卷第二·平人迎神门气口前后脉第二》："肝实：左手关上脉阴实者，足厥阴经也。病苦心下坚满，常两胁痛，自恣恣如怒状。""肝虚：左手关上脉阴虚者，足厥阴经也。病苦胁下坚，寒热，腹满不欲饮食，腹胀，恒恒不乐，妇人月经不利，

腰腹痛。"《诸病源候总论卷十五五脏六府病诸候·肝病候》："肝气盛，为血有馀，则病目赤，两胁下痛，引小腹，善怒。气逆，则头眩，耳聋不聪，颊肿。是肝气之实也，则宜泻之。肝气不足，则病目不明，两胁拘急，筋挛不得太息，爪甲枯，面青，善悲，恐如人将捕之。是肝气之虚也，则宜补之。"

[12] 肋：原校：一作支。

[13]《脉经卷第六·肝足厥阴经病证第一》："肝脉沉之而急，浮之亦然，苦胁下痛，有气支满，引少腹而痛，时小便难，苦目眩头痛，腰背痛，足为逆寒，时癃，女人月使不来，时亡时有。得之少时有所坠堕。"

[14] 大急：医统本、周本作"大甚"。《灵枢》同。据改。

[15] 大：原校：本作小。宛委本作"一本作小"。《灵枢·邪气藏府病形第四》作"小"。据改。

[16] 瘅：原校：本作痹。宛委本作"一本作痹"。

[17] 变也：原校：本无此二字。宛委本作"一本无此二字"。按：《灵枢·邪气藏府病形第四》："肝脉，急甚者，为恶言；微急，为肥气，在胁下，若覆杯。缓甚，为善呕；微缓，为水瘕痹也。大甚，为内痈，善呕衄；微大，为肝痹，阴缩，咳引小腹。小甚，为多饮；微小，为消瘅。滑甚，为癀疝；微滑，为遗溺。涩甚，为溢饮；微涩，为瘈挛筋痹。"《脉经卷第三·肝胆部第一》："肝脉急甚，为恶言；微急，为肥气，在胁下，若覆杯。缓甚，为善呕；微缓，为水、瘕、痹。大甚，为内痛，善呕衄；微大，为肝痹，缩，咳引少腹。小甚，为多饮；微小，为消瘅。滑甚，为颓疝；微滑，为遗溺。涩甚，为淡饮；微涩，为瘈疭挛筋。"

[18] 久不：《难经》作"久不愈"。据补。医统本作"久不去"。

[19]《灵枢·邪气藏府病形第四》："肝脉……微急，为肥气，在胁下，若覆杯。"《难经·五十六难》："肝之积，名曰肥气，在左胁下，如覆杯，有头足。久不愈，令人发咳逆，痎疟。"

[20]《素问·方盛衰论第八十》:"肝气虚,则梦见菌香生草;得其时,则梦伏树下不敢起。"《灵枢·淫邪发梦第四十三》:"厥气客于肝,则梦山林树木。"《脉经卷第六·肝足厥阴经病证第一》:"肝气虚则恐,实则怒。肝气虚,则梦见园苑生草。得其时,则梦伏树下不敢起。肝气盛,则梦怒。厥气客于肝,则梦山林树木。"

[21]原校:一作慧。按:《素问·藏气法时论第二十二》作"慧"。据改。《方言》卷三:"南楚病愈者谓之差……或谓之慧。"

[22]《素问·藏气法时论第二十二》:"肝病者,平旦慧,下晡甚,夜半静。"

[23]胁痛:原校:本无此二字。宛委本作"一本无此二字"。

[24]肢满:"肢"当作"支"。支,抵抗。

[25]通:原校:一作利。

[26]《素问·标本病传论第六十五》:"肝病,头目眩,胁支满。"《素问·大奇论第四十八》:"肝雍,两胠满,卧则惊,不得小便。"《脉经卷第六·肝足厥阴经病证第一》:"病先发于肝者,头目眩,胁痛支满;一日之脾,闭塞不通,身痛体重;二日之胃而腹胀;三日之肾,少腹腰脊痛,胫痠。十日不已,死,冬日入,夏早食。""肝病,胸满胁胀,善恚怒叫呼,身体有热,而复恶寒,四肢不举,面目白,身体滑。其脉当弦长而急,今反短涩;其色当青,而反白者,此是金之刻木,为大逆,十死,不治。"《素问·热论第三十一》:"厥阴脉循阴器而络于肝,故烦满而囊缩。"《素问·厥论第四十五》:"厥阴之厥,则少腹肿痛,腹胀,泾溲不利,好卧屈膝,阴缩,肿,骺内热。"《灵枢·邪气藏府病形第四》:"肝脉……微大,为肝痹,阴缩。"《脉经卷第三·肝胆部第一》:"肝藏血,血舍魂。悲哀动中则伤魂,魂伤则狂妄不精,不敢正当人,阴缩而筋挛,两胁骨不举,毛悴色夭,死于秋。""足厥阴气绝则筋缩,引卵与舌。厥阴者,肝脉也。肝者,筋之合也。筋者,聚于阴器而脉络于舌本。故脉弗营,则筋缩急;筋缩急,则引舌与卵。故唇青舌卷卵缩,则筋先死。庚笃辛死,金胜木也。"

[27] 刻：赵本、周本同。医统本、宛委本"刻"作"克"。

[28]《脉经卷第三·肝胆部第一》："春，肝木王，其脉弦细而长，名曰平脉也。反得浮涩而短者，是肺之乘肝，金之刻木，为贼邪，大逆，十死，不治。"《脉经卷第五·扁鹊诊诸反逆死脉要诀第五》："设病者若闭目不欲见人者，脉当得肝脉弦急而长，反得肺脉浮短而涩者，死也。"

[29]《脉经卷第六·肝足厥阴经病证第一》："肝中寒者，其人洗洗恶寒，翕翕发热，面翕然赤，漐漐有汗，胸中烦热。肝中寒者，其人两臂不举，舌本燥，善大息，胸中痛，不得转侧，时盗汗，咳，食已吐其汁。"

[30]《脉经卷第二·平三关阴阳二十四气脉第一》："左手关上阴实者，肝实也。苦肉中痛，动善转筋。"又《平人迎神门气口前后脉第二》："肝实：左手关上脉阴实者，足厥阴经也。病苦心下坚满，常两胁痛，自忿忿如怒状。"《外台秘要方卷十六·肝实热方二首》有"《删繁》疗肝劳实热、闷怒、精神不守、恐畏不能独卧、目视无明、气逆上不下、胸中满塞半夏下气消闷明目吐热汤方"。"又疗肝劳热、恐畏不安、精神不守、闷怒、不能独卧、感激惆怅、志气错越、不得安守茯苓安肝定精神丸方。"

[31]《脉经卷第二·平人迎神门气口前后脉第二》："肝虚：左手关上脉阴虚者，足厥阴经也。病苦胁下坚，寒热，腹满不欲饮食，腹胀，恒恒不乐，妇人月经不利，腰腹痛。"

论胆虚实寒热生死逆顺脉证之法第二十三

胆者，中正之腑也，号曰将军，决断出焉[1]。言能喜怒刚柔也。与肝为表里，足少阳是其经也。虚则伤寒，寒则恐畏，头眩不能独卧；

实则伤热，热则惊悸，精神不守，卧起不宁。又，玄[2]水发，则其根在于胆，先从头面起，肿至足也[3]。

又，肝咳久不已，则传邪[4]入于胆，呕清苦汁也[5]。

又，胆病，则喜太息，口苦，呕清汁[6]，心中澹澹恐，如人将捕之，咽中介介然数唾[7]。

又，胆胀，则舌[8]下痛，口苦，太息也[9]。

邪气客于胆，则梦斗讼[10]。

其脉诊在左手关上，浮而得之者，是其部也[11]。

胆实热，则精神不守[12]。

又，胆热，则多睡[13]；胆冷，则无眠[14]。

又，左关上脉阳微者，胆虚也；阳数者，胆实也；阳虚者，胆绝也[15]。

【校注】

[1]《素问·灵兰秘典论第八》："胆者，中正之官，决断出焉。"《灵枢·本输第二》："肝合胆，胆者，中精之府。"《备急千金要方卷第十二胆腑·胆腑脉论第一》："胆者，中清之腑也，号将军决曹吏。"《诸病源候总论卷十五五脏六府病诸候·胆病候》："胆象木，王于春，足少阳其经也，肝之府也，谋虑出焉。诸府藏皆取决断于胆。"

[2] 玄：宛委本无"玄"。

[3]《备急千金要方卷第十二胆腑·胆腑脉论第一》："扁鹊云：足厥阴与少阳为表里。表清里浊，其病若实，极则伤热，热则惊动精神而不守，卧起不定；若虚，则伤寒，寒则恐畏，头眩不能独卧，发於玄水，其根在胆，先从头面起，肿至足。"

[4] 传邪：周本作"邪传"。

[5]《素问·咳论第三十八》："肝咳不已，则胆受之。胆咳之状：咳，呕胆汁。"

[6] 清汁：原校：一作宿汁。

[7]《灵枢·邪气藏府病形第四》："胆病者，善大息，口苦，呕宿汁，心下澹澹，恐人将捕之，嗌中吩吩然，数唾。"《脉经卷第六·胆足少阳经病证第二》："胆病者，善太息，口苦，呕宿汁，心澹澹恐，如人将捕之，嗌中介介然，数唾，候在足少阳之本末。"《诸病源候总论卷十五五脏六府病诸候·胆病候》："其气盛，为有馀，则病腹内冒冒不安，身躯习习，是为胆气之实也，则宜泻之。胆气不足，其气上溢而口苦，善太息，呕宿汁，心下澹澹，如人将捕之，嗌中介介，数唾，是为胆气之虚也，则宜补之。"

[8]舌：原校：一作胁。

[9]《脉经卷第六·胆足少阳经病证第二》："胆胀者，胁下痛胀，口苦太息。"

[10]《灵枢·淫邪发梦第四十三》："厥气客于胆，则梦斗讼自刳。"《脉经卷第六·胆足少阳经病证第二》："厥气客于胆，则梦斗讼。"

[11]《脉经卷第二·平人迎神门气口前后脉第二》："胆实：左手关上脉阳实者，足少阳经也。""胆虚：左手关上脉阳虚者，足少阳经也。"

[12]《备急千金要方卷第十二胆腑·胆腑脉论第一》："扁鹊云：足厥阴与少阳为表里。表清里浊，其病若实，极则伤热，热则惊动精神而不守，卧起不定。"

[13]《圣济总录纂要卷十六脏腑虚实门·胆腑门》："论曰：胆热多睡者，盖胆腑清净，决断乃所自出。今肝胆但实，荣卫壅塞，则清净者浊而扰矣，故精神不守而多睡也。神既昏愦，是以常寝卧。"

[14]《圣济总录纂要卷十六脏腑虚实门胆腑门·胆虚不得眠》："论曰：胆虚不得眠者，胆为中正之官，足少阳，其经也。其经不足，复受风邪，则胆寒，故虚烦而眠卧不安也。"

[15]《脉经卷第二·平三关阴阳二十四气脉第一》："左手关上阳绝者，无胆脉也。苦膝疼，口中苦，眯目，善畏，如见鬼状，多惊，少力。""左手关上阳实者，胆实也。苦腹中实不安，身躯习习也。"

论心脏虚实寒热生死逆顺脉证之法第二十四

心者，五脏之尊号，帝王之称也[1]。与小肠为表里[2]，神之所舍[3]，又主于血[4]，属于火[5]，王于夏[6]。手少阴是其经也[7]。

凡夏脉，钩。来盛去衰，故曰钩。反此者病。来盛去亦盛，此为太过，病在外；来衰去盛，此为不及，病在内。太过，则令人身热而骨痛，口疮，舌焦，引水；不及，则令人烦躁[8]，上为咳唾，下为气泄[9]。

其脉来累累如连珠，如循琅玕，曰平。脉来累累[10]连属，其中微曲，曰病；来前曲后倨，如操带钩，曰死[11]。

又，思虑过多则怵惕，怵惕伤心，心伤则神失，神失则恐惧[12]。

又，真心痛，手足寒过节五寸，则旦得夕死，夕得旦死[13]。

又，心有水气，则痹[14]，气滞，身肿，不得卧，烦而躁，其阴肿也[15]。

又，心中风，则翕翕[16]发热，不能行立，心中饥而不能食，食则吐呕[17]。

夏，心王[18]，左手寸口脉洪、浮大而散，曰平，反此则病。若沈而滑者，水来克火，十死，不治；弦而长者，木来归子，其病自愈；缓而大者，土来入火，为微邪相干，无所害[19]。

又，心病，则胸中痛，四[20]肢满胀，肩背臂膊皆痛[21]。虚，则多惊悸，惕惕然无眠，胸腹及腰背引痛，喜[22]悲，时眩仆[23]。心积气久不去，则苦忧烦，心中痛[24]。

实，则喜笑不息，梦火发。心气盛，则梦喜笑及恐畏。邪气客于心，则梦山邱[25]烟火[26]。

心胀，则心烦短气，夜卧不宁[27]。

心腹痛，懊侬，肿气来往上下行，痛有时休作，心腹中热，喜水，涎出，是（蚖蛟）[蚘咬]心也[28]。

心病，则日中慧，夜半甚，平旦静[29]。

又，左手寸口脉大甚，则手内热，（赤）[腋][30]肿太[31]，甚则胸中满而烦，澹澹，面赤目黄也[32]。

又，心病，则先心痛而咳。不止，关膈[33]不通，身重。不已，三日死[34]。

心虚，则畏人，瞑目欲眠，精神不倚，魂魄妄乱。

心脉沈小而紧，浮（主气）[之不][35]喘，（若）[苦]心下气坚（实），[食]不下[36]，喜咽（干）[唾][37]，手热，烦满，多忘，太息。此得之思忧太过也[38]。

其脉（急）[缓][39]甚，则发狂笑；微缓，则吐血；大甚，则喉闭[40]；微大，则心痛引背，善泪出；小甚，则哕[41]；微小，则（笑）[为]消瘅[42]；滑甚，则为渴；微滑，则心疝引脐，腹[43]鸣；涩甚，则瘖不能言；微涩，则血溢，手足厥，耳鸣，癫疾[44]。

又，心脉搏坚而长，主舌强不能语[45]；软而散，当慑怯不食也[46]。

又，急甚则心疝，脐下有病形，烦闷少气，大热上煎[47]。

又，心病，狂言，汗出如珠，身厥冷，其脉当浮而大，反沈濡而滑甚[48]，色当赤，今反黑者，水克火，十死，不治[49]。

又，心之积，沈之[50]而空空然，时上下往来无常处，病[51]胸满悸[52]，腰腹中热，颊[53]赤，咽干，心烦，掌中热，甚则呕血。夏差[54]冬甚。宜急疗之，止于旬日也。

又，赤黑色入口，必死也[55]。面黄目赤者，（赤）[不]死[56]。赤如衃血，亦死[57]。

又，忧恚思虑太过，心气内索，其色反和而盛者，不出十日死[58]。

扁鹊曰：心绝，则一日死[59]。色见凶多，而人虽健敏，名为行尸，一岁之中，祸必至矣。

又，其人语声前宽而后急，后声不接前声，其声浊恶，其口不正，冒昧喜笑，此风入心也[60]。

又，心伤，则心坏，为水所乘，身体手足不遂，骨节解，舒缓不自由，下利无休息，此疾急宜治之，不过十日而亡也[61]。

又，笑不待呻[62]而复忧，此水乘火也。阴（系）[击][63]于阳，阴起阳伏，伏则生热，热则生狂，冒昧妄乱，言语错误，不可採问[64]，心已损矣。扁鹊曰：其人唇口赤，即可治；青黑，即死[65]。

又，心疟，则先烦[66]而后渴、翕翕发热也，其脉浮紧而大者是也[67]。

心气实，则小便不利、腹满、身热而重、温温欲吐、吐而不出、喘息急、不安卧，其脉左寸口与人迎皆实大者是也；心虚，则恐惧多惊、忧思不乐、胸腹中苦痛、言语战栗、恶寒、恍惚、面赤目黄、喜衄血，诊其脉左右寸口两虚而微者是也[68]。

【校注】

[1]《素问·灵兰秘典论第八》："心者，君主之官也，神明出焉。"《备急千金要方卷第十三心脏·心脏脉论第一》："论曰：心主神。神者，五脏专精之本也，为帝王，监领四方，夏王七十二日，位在南方，离宫火也。"

[2]《灵枢·本输第二》："心合小肠。"《素问·血气形志第二十四》："手太阳与少阴为表里。"

[3]《灵枢·本神第八》："心藏脉，脉舍神。"

[4]《素问·阴阳应象大论第五》："心生血。"

[5]《素问·金匮真言论第四》："南方赤色，入通于心，开窍于耳，藏精于心……其类火。"

[6]《素问·藏气法时论第二十二》："心主夏，手少阴、太阳主治，其日丙丁。"《灵枢·顺气一日分为四时第四十四》："心为牡藏，其色赤，其时夏。"

[7]《灵枢·经脉第十》："心手少阴之脉，起于心中，出属心系。"

《脉经卷第三·心小肠部第二》："心象火，与小肠合为府。其经手少阴，与手太阳为表里；其脉洪……王，夏三月。"《诸病源候总论卷十五五脏六府病诸候·心病候》："心象火，王于夏，其脉如钩而洪大，其候舌，其声言，其臭焦，其味苦，其液汗，其养血，其色赤而藏神，手少阴其经也，与小肠合，小肠为府而主表，心为藏而主里。"

[8] 躁：原校：一作心。

[9]《素问·玉机真藏论第十九》："夏脉者，心也，南方火也，万物之所以盛长也，故其气来盛去衰，故曰钩。反此者病。帝曰：何如而反？歧伯曰：其气来盛去亦盛，此谓太过，病在外；其气来不盛去反盛，此谓不及，病在中。帝曰：夏脉太过与不及，其病皆何如？歧伯曰：太过，则令人身热而肤痛，为浸淫；其不及，则令人烦心，上见咳唾，下为气泄。"《脉经卷第三·心小肠部第二》："黄帝问曰：夏脉如钩，何如而钩？歧伯曰：夏脉，心也；南方，火也；万物之所以盛长也。故其气来盛去衰，故曰钩。反此者病。黄帝曰：何如而反？歧伯曰：其气来盛去亦盛，此谓太过，病在外；其来不盛去反盛，此谓不及，病在中。黄帝曰：夏脉太过与不及，其病皆何如？歧伯曰：太过，则令人身热而肤痛，为浸淫；不及，则令人烦心，上见咳唾，下为气泄。"

[10] 脉来累累：原校：一本无此四字，却作喘喘。赵本"一本"作"印本"。

[11]《素问·平人气象论第十八》："夫平心脉来，累累如连珠，如循琅玕，曰心平。夏以胃气为本。病心脉来，喘喘连属，其中微曲，曰心病。死心脉来，前曲后居，如操带钩，曰心死。"《脉经卷第三·心小肠部第二》："心脉来，累累如贯珠滑利，再至，曰平。"《诸病源候总论卷十五五脏六府病诸候·心病候》："病心脉来，喘喘连属，其中微曲，曰心病，死。心脉前曲后倨，如操带钩，曰心死。真心脉至，牢而搏，如循薏苡，累累然，其色赤黑不泽，毛折，乃死。"

[12]《灵枢·本神第八》："心，怵惕思虑则伤神，神伤则恐惧自

失。"《脉经卷第三·心小肠部第二》："心藏脉，脉舍神。怵惕思虑则伤神，神伤则恐惧自失。"

[13]《灵枢·厥病第二十四》："真心痛，手足青至节，心痛甚，旦发夕死，夕发旦死。"《脉经卷第六·心手少阴经病证第三》："真心痛，手足清至节，心痛甚，旦发夕死，夕发旦死。"

[14] 痹：赵本作"脾"，属下读。

[15]《脉经卷第六·心手少阴经病证第三》："心水者，其人身体重而少气，不得卧，烦而躁，其阴大肿。"

[16] 翕翕：原校：一作吸。周本作"一作吸吸"。

[17]《脉经卷第六·心手少阴经病证第三》："心中风者，翕翕发热，不能起，心中饥而欲食，食则呕。"

[18] 王：宛委本作"旺"。

[19]《诸病源候总论卷十五五脏六府病诸候·心病候》："夏，心火王，其脉浮洪大而散，名曰平脉也，反得沉濡滑者，肾之乘心，水之克火，为大逆，十死，不治。反得弦而长，是肝乘心，母归子，虽病，当愈。反得大而缓，是脾乘心，子之乘母，虽病，当愈。反得微涩而短，是肺之乘心，金之凌火，为微邪，虽病，不死。"

[20] 四：原校：一作胁。医统本"肢"作"支"。

[21]《灵枢·五邪第二十》："心病者，胸内痛，胁支满，两胁下痛，膺背肩甲间痛，两臂内痛。虚则胸腹大，胁下与腰背相引而痛。"《诸病源候总论卷十五五脏六府病诸候·心病候》："心气盛，为神有馀，则病胸内痛，胁支满，胁下痛，膺背髃脾间痛，两臂内痛，喜笑不休，是心气之实也，则宜泻之。"

[22] 喜：原校：一作善。

[23]《脉经卷第六·心手少阴经病证第三》："邪在心，则病心痛，善悲，时眩仆。"《诸病源候总论卷十五五脏六府病诸候·心病候》："心气不足，则胸腹大，胁下与腰背相引痛，惊悸恍惚，少颜色，舌本强，善忧悲，是为心气之虚也，则宜补之。"

[24]《难经·五十六难》："心之积，名曰伏梁，起齐上，大如臂，上至心下。久不愈，令人病烦心。"《脉经卷第六·心手少阴经病证第三》："心之积，名曰伏梁，起于脐上，上至心，大如臂。久久不愈，病烦心心痛。"

[25] 邱：赵本作"丘"。

[26]《灵枢·淫邪发梦第四十三》："心气盛，则梦善笑、恐畏。""厥气客于心，则梦见丘山烟火。"《脉经卷第六·心手少阴经病证第三》："心气虚，则悲不已；实，则笑不休。心气虚，则梦救火、阳物；得其时，则梦燔灼。心气盛，则梦喜笑及恐畏。厥气客于心，则梦丘山烟火。"

[27]《脉经卷第六·心手少阴经病证第三》："心胀者，烦心，短气，卧不安。"

[28] 蚘蛟：原校：蚘恐是蚘字，蛟恐是咬字。宛委本无此十字。按："蛟"盖"咬"字因上字而类化部首。《脉经卷第六·心手少阴经病证第三》："心腹痛，懊侬，发作肿聚往来上下行，痛有休作，心腹中热，苦渴，涎出者，是蚘咬也。"据改。

[29]《素问·藏气法时论第二十二》："心病者，日中慧，夜半甚，平旦静。"《脉经卷第六·心手少阴经病证第三》："病在心，日中慧，夜半甚，平旦静。"

[30] 赤：原校：一作服。医统本、周本作"一作腹"。按：《灵枢·经脉第十》作"腋"，据改。

[31] 太：周本作"大"。

[32]《灵枢·经脉第十》："心主手厥阴心包络之脉……是动，则病手心热，臂肘挛急，腋肿，甚则胸胁支满，心中憺憺大动，面赤，目黄，喜笑不休。是主脉所生病者，烦心，心痛，掌中热。"《脉经卷第六·心手少阴经病证第三》："手心主之脉……是动，则病手心热，肘臂挛急，腋肿，甚则胸胁支满，心中澹澹大动，面赤目黄，善笑不休。"

[33] 膈：原校：一作格。

[34]《素问·标本病传论篇第六十五》："夫病传者：心病，先心痛；一日而咳；三日胁支痛；五日闭塞不通，身痛体重。三日不已，死，冬夜半，夏日中。"

[35] 主气：医统本、周本作"之不"。《备急千金要方卷第十三心脏·心脏脉论第一》同。据改。

[36] 若心下气坚实，不下：赵本、医统本、周本"若"作"苦"。医统本、周本"实"作"食"，属下读。《备急千金要方卷第十三心脏·心脏脉论第一》同。据改。

[37] 喜咽干：《备急千金要方卷第十三心脏·心脏脉论第一》作"喜咽唾"。据改。

[38]《脉经卷第六·心手少阴经病证第三》："心脉沈之小而紧，浮之不喘，苦心下聚气而痛，食不下，喜咽唾，时手足热，烦满，时忘，不乐，喜大息，得之忧思。"《备急千金要方卷第十三心脏·心脏脉论第一》："心脉沉之小而紧，浮之不喘，苦心下聚气而痛，食不下，喜咽唾，时手足热烦满，时忘不乐，喜太息，得之忧思。"

[39] 急：医统本、周本作"缓"。据改。

[40] 闭：原校：一作痹。

[41] 则哕：医统本、周本作"则喜哕"。

[42] 微小，则笑消瘅：按："笑"盖涉上"为狂笑"衍。《灵枢·邪气藏府病形第四》作"微小，为消瘅。"《脉经卷第三·心小肠部第二》同。据删。瘅：原校：一作痹。赵本作"痹"。

[43] 腹：原校：一作肠。

[44]《灵枢·邪气藏府病形第四》："心脉，急甚者，为瘛疭；微急，为心痛，引背，食不下。缓甚，为狂笑；微缓，为伏梁在心下，上下行，时唾血。大甚，为喉吤；微大，为心痹引背，善泪出。小甚，为善哕；微小，为消瘅。滑甚，为善渴；微滑，为心疝，引脐，小腹鸣。涩甚，为瘖；微涩，为血溢，维厥，耳鸣，颠疾。"《脉经卷第

三·心小肠部第二》："心脉急甚，为瘛疭；微急，为心痛引背，食不下。缓甚，为狂笑；微缓，为伏梁，在心下，上下行，时唾血。大甚，为喉介；微大，为心痹引背，善泪出。小甚，为善哕；微小，为消瘅。滑甚，为善渴；微滑，为心疝，引脐，少腹鸣。涩甚，为瘖；微涩，为血溢，维厥，耳鸣，巅疾。"

[45] 语：原校：一作言。

[46]《脉经卷第六·心手少阴经病证第三》："心脉搏坚而长，当病舌卷不能言。其耎而散者，当病消渴，自已。"

[47] 煎：迫。《脉经卷第六·心手少阴经病证第三》："心脉急，名曰心疝，少腹当有形。其以心为牡藏，小肠为之使，故少腹当有形。"

[48] 甚：赵本同。宛委本、周本作"其"，属下读。

[49]《脉经卷第六·心手少阴经病证第三》："心病，烦闷，少气，大热，热上荡心，呕吐欬逆，狂语，汗出如珠，身体厥冷。其脉当浮，今反沈濡而滑；其色当赤，而反黑者，此是水之刻火，为大逆，十死，不治。"

[50] 周本无"之"。

[51] 医统本"病"上有"心"。

[52] 孙本"悸"左从"月"，宛委本同，盖因下文"腰腹"二字而类化偏旁。赵本、医统本、周本作"悸"。此从录正。

[53] 频：原校：一作面。

[54] 夏差：原校：本作春瘥。宛委本作"一本作春瘥"。

[55]《脉经卷第五·扁鹊华佗察声色要诀第四》："病人耳目鼻口有黑色起，入于口者，必死。"

[56] 亦：原校：一作不。按：《素问·五藏生成篇第十》："凡相五色之奇脉：面黄目青、面黄目赤、面黄目白、面黄目黑者，皆不死也；面青目赤、面赤目白、面青目黑、面黑目白、面赤目青，皆死也。"《脉经卷第五·扁鹊华佗察声色要诀第四》："病人面黄目赤者，不死；赤如衃血，死。"据改。

[57]《素问·五藏生成篇第十》:"五藏之气:赤如衃血者,死。"

[58]《脉经卷第五·扁鹊华佗察声色要诀第四》:"病人面赤目白者,十日死。忧恚思虑,心气内索,面色反好,急求棺椁。"

[59]《脉经卷第四·诊五藏六腑气绝证候第三》:"病人心绝,一日死。何以知之?肩息,回视,立死。"

[60]《备急千金要方卷第十三心脏·心脏脉论第一》:"语声前宽后急,后声不续,前混后浊,口喝,冒昧,好自笑,此为厉风入心,荆沥汤主之。"

[61]《备急千金要方卷第十三心脏·心脏脉论第一》:"心虚风寒,半身不遂,骨节离解,缓弱不收,便痢无度,口面喝邪,姜附汤主之。方在第八卷中。此病不盈旬日,宜急治之。"

[62] 呻:周本作"伸"。

[63] 系:医统本、周本作"击"。据改。

[64] 问:原校:一作闻。

[65]《备急千金要方卷第十三心脏·心脏脉论第一》:"又笑而呻,呻而反忧,此为水克火,阴击阳,阴起而阳伏,伏则实,实则伤热,热则狂,闷乱冒昧,言多谬误,不可采听。此心已伤,若其人口唇正赤,可疗;其青黄白黑,不可疗也。"

[66] 烦:原校:一作颤。

[67]《备急千金要方卷第十三心脏·心脏脉论第一》:"心病为疟者,令人心烦甚,欲得清水,反寒多不甚热。"

[68] 周本下有小字双行夹注:"按:《内经》'心腹痛懊恢'下有'发作'二字,'肿气'作'肿聚'。'其脉'下脱'急甚则瘈疭,微急则心痛引背,食不下'"。《脉经卷第二·平人迎神门气口前后脉第二》:"心实:左手寸口人迎以前脉阴实者,手厥阴经也。病苦闭,大便不利,腹满,四肢重,身热,苦胃胀。心虚:左手寸口人迎以前脉阴虚者,手厥阴经也。病苦悸恐不乐,心腹痛难以言,心如寒,状恍惚。"

论小肠虚实寒热生死逆顺脉证之法第二十五

小肠者，受盛之腑也 [1]，与心为表里 [2]，手太阳是其经也 [3]。

心与 [4] 小肠绝者，六日死。绝则发直如麻，汗出不已，不得屈伸者是也 [5]。

又，心咳 [6] 久不已 [7]，则传小肠。小肠咳，则气咳俱出也 [8]。

小肠实，则伤热，热则口生疮；虚，则生寒，寒则泄浓血，或泄黑水。其根在小肠也 [9]。

又，小肠寒，则下肿重 [10]；有热，久不出，则渐生痔疾 [11]。

有积，则当暮发热，明旦而止也。病气发，则令人腰下重，食则窘迫而便难，是其候也。

小肠胀，则小腹䐜胀，引腹 [12] 而痛也 [13]。

厥 [14] 邪入小肠，则梦聚井邑中 [15]，或咽痛，颔肿，不可回首，肩如杖 [16]，（脚）[臑] 如折也 [17]。

又，黄帝曰：心者，主也，神之舍也，其脏周密而不伤。伤[则] [18] 神去；神去则身亡矣。故人心多不病，病即死不可治也 [19]。惟小肠受病多矣。

又，左手寸口阳绝者，无小肠脉也，六日死。病脐痹，小腹中有疝瘕也 [20]。左手寸口脉实大者，小肠实也，有热邪，则小便赤涩 [21]。

又，实热，则口生疮 [22]，身热去来，心中烦满，体重。

又，小肠主于舌之官也。和，则能言而机关利健，善别其味也；虚，则左寸口脉浮而微，软弱不禁按，病为惊狂无所守，下空空然 [23]，不能语者是也。

【校注】

[1]《素问·灵兰秘典论第八》："小肠者，受盛之官，化物出焉。"《灵枢·本输第二》："心合小肠，小肠者，受盛之府。"

[2]《素问·血气形志篇第二十四》："手太阳与少阴为表里。"《脉经卷第三·心小肠部第二》："心象火，与小肠合为府。"

[3]《灵枢·经脉第十》："小肠手太阳之脉，起于小指之端……络心……属小肠。"《脉经卷第三·心小肠部第二》："心象火，与小肠合为府。其经手少阴，与手太阳为表里。"《诸病源候总论卷十五五脏六府病诸候·小肠病候》："小肠象火，王于夏，手太阳其经也，心之府也。水液之下行为溲便者，流于小肠。"

[4] 心与：原校：一本无此二字。赵本"一本"作"原本"。

[5]《脉经卷第四·诊五藏六腑气绝证候第三》："病人肠绝，六日死。何以知之？发直如干麻，不得屈伸，白汗不止。"

[6] 咳：原校：本作病。宛委本作"一本作病"。

[7] 不已：原校：本无此二字。宛委本作"一本无此二字"。

[8]《素问·咳论第三十八》："心咳不已，则小肠受之。小肠咳状：咳而失气，气与咳俱失。"

[9]《脉经卷第二·平人迎神门气口前后脉第二》："小肠实：左手寸口人迎以前脉阳实者，手太阳经也。病苦身热，热来去，汗出而烦，心中满，身重，口中生疮。"

[10]《素问·举痛论第三十九》："寒气客于小肠，小肠不得成聚，故后泄腹痛矣。""寒气客于肠胃，厥逆上出，故痛而呕也。"《诸病源候总论卷十五五脏六府病诸候·小肠病候》："小肠不足，则寒气客之肠，病惊跳不言，乍来乍去，是为小肠气之虚也，则宜补之。"

[11]《素问·举痛论第三十九》："热气留于小肠，肠中痛，瘅热焦渴，则坚干不得出，故痛而闭不通矣。"《诸病源候总论卷十五五脏六府病诸候·小肠病候》："其气盛，为有馀，则病小肠热，焦竭干涩，小肠䐜胀，是为小肠之气实也，则宜泻之。"

[12] 腹：周本作"腰"。

[13]《灵枢·胀论第三十五》："小肠胀者，少腹䐜胀，引腰而痛。"《脉经卷第六·小肠手太阳经病证第四》："小肠胀者，少腹䐜胀，引腹而痛。"

[14] 厥：其。

[15]《灵枢·淫邪发梦第四十三》："厥气……客于小肠，则梦聚邑冲衢。"《脉经卷第六·小肠手太阳经病证第四》："厥气客于小肠，则梦聚邑街衢。"

[16] 杖：原校：一作拔。《灵枢·经脉第十》作"拔"。

[17] 脚如折也：《灵枢·经脉第十》："小肠手太阳之脉……是动，则病嗌痛，颔肿，不可以顾，肩似（技）[拔]，臑似折。"据改。

[18] 医统本、周本"伤"下有"则"。据补。

[19]《灵枢·邪客第七十一》："心者，五藏六府之大主也，精神之所舍也，其藏坚固，邪弗能客也。客之则心伤，心伤则神去，神去则死矣。故诸邪之在于心者，皆在于心之包络。包络者，心主之脉也。故独无腧焉。"

[20]《脉经卷第二·平三关阴阳二十四气脉第一》："左手关前寸口阳绝者，无小肠脉也。苦脐痹，小腹中有疝瘕，王月即冷上抢心。"

[21]《脉经卷第二·平三关阴阳二十四气脉第一》："左手关前寸口阳实者，小肠实也。苦心下急痹，小肠有热，小便赤黄。"

[22]《素问·气厥论第三十七》："膀胱移热于小肠，鬲肠不便，上为口糜。"

[23] 周本按云："'下空空然'，'下'字上当有脱文。"

论脾脏虚实寒热生死逆顺脉证之法第二十六

脾者，土也[1]，谏议之官[2]，主意与智[3]，消磨五谷[4]，寄在其中，养于四旁[5]，王于四季，正王长夏[6]，与胃为表里[7]，足太阴是其经也[8]。

扁鹊曰：脾病，则面色萎黄。实，则舌强直，不嗜食，呕逆，四肢缓；虚，则精不胜，元气乏，失溺，不能自持。其脉来似水之流，曰太过，病在外；其脉来如鸟之距，曰不及，病在内。太过，则令人四肢沈重，语言蹇涩；不及，令[9]人中满不食，乏力，手足缓弱不遂，涎引口中[10]，四肢肿胀，溏泻[11]不时，梦中饮食。

脾脉来而和柔，去似鸡距践地，曰平。脉来实而满，稍数，如鸡举足，曰病。又，如乌[12]之啄，如鸟之距，如屋之漏，曰死[13]。

中风，则翕翕发热、状若醉人、腹中烦满、皮肉瞤瞤、短气者是也。王时，其脉阿阿然缓，曰平。反弦急者，肝来克脾，真鬼相遇，大凶之兆。反微涩而短者，肺来乘脾，不治而自愈。反沈而滑者，肾来从脾，亦为不妨。反浮而洪，心来生脾，不为疾耳[14]。

脾病，面黄，体重，失便，目直视，唇反张，手足爪甲青，四肢逆，吐食，百节疼痛不能举。其脉当浮大而缓，今反弦急，其色当黄而反青，此十死不治也。

又，脾病，其色黄，饮食不消，心腹胀满，身体重，肢节痛，大便硬，小便不利，其脉微缓而长者，可治。

脾气虚，则大便滑，小便利，汗出不止，五液注下为五色。注，利下也[15]。

又，积[聚久]久不愈[16]，则四肢不收，黄疸，饮食不为肌肤，气满胀而喘不定也。

又，脾实，则时梦筑垣墙，盖屋。脾盛，则梦歌乐；虚，则梦饮食不足 [17]。厥邪客于脾，则梦大泽邱 [18] 陵，风雨坏屋 [19]。

脾胀，则善哕，四肢急，体重，不食，善噫。

脾病，则日昳慧，平旦甚，日中持，下晡静 [20]。

脉急甚，则瘛疭；微急，则胸膈中不利，食入而还出。脉缓盛 [21]，则痿厥；微缓，则风痿，四肢不收；大甚，则击仆；微大，则痹 [22]，疝气，（里）[裹] [23] 大脓血在胃肠 [24] 之外；小甚，则寒热作；微小，则消瘅；滑甚，则㿉疝；微滑，则虫毒，肠鸣，中热；涩甚，则肠癫；微涩 [25]，则内溃，下脓血 [26]。

脾脉之至也，大而虚，则有积气在腹中。有厥气，名曰厥疝。女子同法。得之四肢汗出当风也 [27]。

脾绝，则十日死 [28]。又，脐出 [29] 者，亦死 [30]。

唇焦枯，无纹理而青黑者，脾先绝也。

脾病，面黄目赤者，可治 [31]；青黑色入口，则半岁死 [32]；色如枳实者，一 [33] 月死 [34]。吉凶休否 [35]，皆见其色出于部分也。

又，口噤唇黑，四肢重如山，不能自收持，大小便利无休歇，食饮不入，七日死。

又，唇虽痿黄，语声啭啭者，可治。

脾病疟气久不去，腹中痛鸣，徐徐热，汗出 [36]。其人本意宽缓，今忽反常而嗔怒，正言而鼻笑，不能荅 [37] 人者，此不过一月，祸必至矣。

又，脾中寒热，则皆使人腹中痛，不下食。

又，脾病，则舌强语涩，转筋，卵缩，牵阴股，引髀痛，身重，不思食，鼓胀，变则水泄不能卧者，死不治也 [38]。

脾正热，则面黄目赤，季胁痛满也；寒，则吐涎沫而不食，四肢痛，滑泄不已，手足厥，甚则颤栗如疟也。

临病之时，要在明证详脉，然后投汤丸，求其痊损耳 [39]。

【校注】

[1]《素问·阴阳应象大论第五》："中央生湿……在地为土，在体为肉，在藏为脾。"《素问·金匮真言论篇第四》："中央黄色，入通于脾。""中央为土，病在脾。"《脉经卷第三·脾胃部第三》："脾象土。"

[2]《黄帝内经素问遗篇·刺法论篇第七十二》："脾为谏议之官，知周出焉。"

[3]《素问·宣明五气篇第二十三》："脾藏意。"

[4]《素问·灵兰秘典论第八》："脾胃者，仓廪之官，五味出焉。"

[5]旁：赵本作"傍"。按：《素问·玉机真藏论第十九》："脾脉者，土也，孤藏，以灌四傍者也。"《脉经卷第三·脾胃部第三》："脾者，土也，孤藏，以灌四傍者也。"

[6]长夏："长夏"之"长"音生长之"长"。《素问·六节藏象论第九》："春胜长夏。"王冰注："所谓长夏者，六月也，土生于火，长在夏中，既长而王，故云长夏也。"又《藏气法时论第二十二》："脾主长夏。"王冰注："长夏，谓六月也。夏为土母，土长于中，以长而治，故云长夏。"据王冰注，"长夏"之"长"当读"生长"之"长"。《素问·藏气法时论第二十二》："脾主长夏，足太阴、阳明主治，其日戊己。"《灵枢·顺气一日分为四时第四十四》："脾为牝藏，其色黄，其时长夏，其日戊己，其音宫，其味甘。"《灵枢·五音五味第六十五》："足太阴，藏脾，色黄，味甘，时季夏。"《脉经卷第三·脾胃部第三》："脾象土……其王，季夏六月。"

[7]《灵枢·本输第二》："脾合胃。"《素问·血气形志篇第二十四》："(足)阳明与太阴为表里。"《灵枢·九针论第七十八》："足阳明、太阴为表里。"《素问·太阴阳明论第二十九》："太阴阳明为表里，脾、胃脉也。"《脉经卷第三·脾胃部第三》："脾象土，与胃合为府。其经足太阴，与足阳明为表里。"

[8]《灵枢·经脉第十》："脾足太阴之脉，起于大指之端……入腹，属脾，络胃。"《脉经卷第一·两手六脉所主五藏六腑阴阳逆顺第七》："脾部在右手，关上是也，足太阴经也，与足阳明为表里，以胃合为府，合于中焦脾胃之间，名曰章门，在季胁前一寸半。"《诸病源候总论卷十五五脏六府病诸候·脾病候》："脾象土，王于长夏，其脉缓，其候口，其声歌，其臭香，其味甘，其液涎，其养形肉，其色黄而藏意，足太阴其经也。与胃合，胃为府主表，脾为藏主里。脾气盛，为形有馀，则病腹胀，溲不利，身重，苦饥，足痿不收，行善瘛，脚下痛，是为脾气之实也，则宜泻之。脾气不足，则四支不用，后泄，食不化，呕逆，腹胀，肠鸣，是为脾气之虚也，则宜补之。"

[9] 医统本"令"上有"则"。

[10] 中：原校：一作出。

[11] 泻：原校：一作泄。

[12] 乌：原校：一作雀。医统本、周本"乌"作"鸟"。

[13]《素问·平人气象论第十八》："平脾脉来，和柔相离，如鸡践地，曰脾平。长夏以胃气为本。病脾脉来，实而盈数，如鸡举足，曰脾病。死脾脉来，锐坚如乌之喙，如乌之距，如屋之漏，如水之流，曰脾死。"《脉经卷第三·脾胃部第三》："脾脉来而和柔相离，如鸡足践地，曰平。长夏以胃气为本。脾脉来，实而盈数，如鸡举足，曰脾病；脾脉来，坚兑如乌之喙，如乌之距，如屋之漏，如水之溜，曰脾死。"《诸病源候总论卷十五五脏六府病诸候·脾病候》："病脾脉来，实而盛数，如鸡举足，曰脾病，死。脾脉来坚锐如乌之啄，如乌之距，如屋之漏，如水之溜，曰脾死。真脾脉，弱而乍数乍疏然，其色青黄不泽，毛折，乃死。"

[14]《诸病源候总论卷十五五脏六府病诸候·脾病候》："脾部，在右手关上是也。六月，脾土王，其脉大阿阿而缓，名曰平脉也。长夏以胃气为本。反得弦而急，是肝之乘脾，木之乘土，为大逆，十死，不治。反得微涩而短，是肺之乘脾，子之克母，不治，自愈。反得浮

而洪者，是心乘脾，母之归子，当瘥，不死。反得沉濡而滑者，是肾之乘脾，水之凌土，为微邪，当瘥。"

[15] 泄，利下也：原校：此四字疑是注文。宛委本无此七字校语。

[16] 积 [聚久] 久不愈：孙本"积""久"之间作二空"□"。赵本作"积聚久久不愈"。据补。医统本作"积气久不愈"。周本作"积气久久不愈"。按：《难经·五十六难》："脾之积，名曰痞气，在胃脘，覆，大如盘。久不愈，令人四肢不收，发黄疸，饮食不为肌肤。"

[17]《素问·方盛衰论第八十》："脾气虚，则梦饮食不足；得其时，则梦筑垣盖屋。"《灵枢·淫邪发梦第四十三》："脾气盛，则梦歌乐、身体重不举。"《脉经卷第六·脾足太阴经病证第五》："脾气虚，则梦饮食不足。得其时，则梦筑垣盖屋。脾气盛，则梦歌乐，体重，手足不举。"

[18] 邱：赵本作"丘"。

[19]《灵枢·淫邪发梦第四十三》："厥气……客于脾，则梦见丘陵大泽、坏屋风雨。"《脉经卷第六·脾足太阴经病证第五》："厥气客于脾，则梦丘陵大泽，坏屋风雨。"

[20]《素问·藏气法时论第二十二》："脾病者，日昳慧，日出甚，下晡静。"《脉经卷第六·脾足太阴经病证第五》："病在脾，日昳慧，平旦甚，日中持，下晡静。"

[21] 盛：赵本同。医统本、周本作"甚"。

[22] 痹：赵本作"脾"。

[23] 里：医统本、周本作"裹"。据改。

[24] 胃肠：赵本、医统本、宛委本作"肠胃"。

[25] 赵本、宛委本"涩"作"濇"。

[26]《灵枢·邪气藏府病形第四》："脾脉，急甚，为瘛疭；微急，为膈中，食饮入而还出，后沃沫。缓甚，为痿厥；微缓，为风痿，四肢不用，心慧然若无病。大甚，为击仆；微大，为疝气，腹裹大脓血，在肠胃之外。小甚，为寒热；微小，为消瘅。滑甚，为癀癃；微滑，为

虫毒蚰蝎腹热。涩甚，为肠㿉；微涩，为内㿉，多下脓血。"《脉经卷第三·脾胃部第三》："脾脉急甚，为瘛疭；微急，为脾中满，食饮入而还出，后沃沫。缓甚，为痿厥；微缓，为风痿，四肢不用，心慧然若无病。大甚，为击仆；微大，为痞气，裹大脓血，在肠胃之外。小甚，为寒热；微小，为消瘅。滑甚，为㿉癃；微滑，为虫毒蚰，肠鸣，热。涩甚，为肠㿉；微涩，为内溃，多下脓血也。"

[27]《素问·五藏生成篇第十》："黄，脉之至也大而虚，有积气在腹中，有厥气，名曰厥疝。女子同法。得之疾使四支，汗出当风。"《脉经卷第六·脾足太阴经病证第五》："黄，脉之至也大而虚，有积气在腹中，有厥气，名曰厥疝。女子同法。得之疾使四肢，汗出当风。"

[28]《脉经卷第四·诊五藏六腑气绝证候第三》："病人脾绝，十二日死。何以知之？口冷，足肿，腹热，胪胀，泄利不觉，出无时度。"

[29] 出：原校：一作凸。

[30]《脉经卷第六·脾足太阴经病证第五》："脐反出者，此为脾先落。"

[31]《脉经卷第五·扁鹊华佗察声色要诀第四》："病人面黄目赤者，不死。"

[32]《脉经卷第五·扁鹊华佗察声色要诀第四》："病人耳目鼻口有黑色起，入于口者，必死。"

[33] 一：原校：一作半。

[34]《素问·五藏生成篇第十》："黄如枳实者，死。"

[35] 否：原校：一作答。

[36]《素问·刺疟第三十六》："脾疟者，令人寒，腹中痛，热则肠中鸣，鸣已汗出。"

[37] 答：医统本、宛委本、周本作"答"。

[38]《灵枢·经脉第十》："脾足太阴之脉……是动，则病舌本强，食则呕，胃脘痛，腹胀，善噫，得后与气则快然如衰，身体皆重。是主脾所生病者，舌本痛，体不能动摇，食不下，烦心，心下急痛，溏

瘕泄，水闭，黄疸，不能卧，强立，股膝内肿厥，足大指不用。"《素问·藏气法时论第二十二》："脾病者：身重，善肌肉痿，足不收，行善瘈，脚下痛；虚，则腹满，肠鸣，飧泄，食不化。"

[39] 医统本此句后有"《中藏经》卷二终"。

论胃虚实寒热生死逆顺脉证之法第二十七[1]

胃者，腑也[2]，又名水谷之海[3]，与脾为表里[4]。胃者，人之根本也[5]。胃气壮，则五脏六腑皆壮[6]。足阳明是其经也[7]。

胃气绝，则五日死[8]。实，则中胀便难，肢节疼痛，不下食，呕吐不已；虚，则肠鸣胀满，引水[9]，滑泄[10]；寒，则腹中痛，不能食冷物；热，则面赤如醉人、四肢不收持、不得安卧、语狂、目乱、便硬者是也。病甚，则腹胁胀满，吐逆不入食，当心痛，上下不通，恶闻食臭，嫌人语，振寒，喜伸欠。

胃中热，则唇黑。热甚，则登高而歌，弃衣而走，颠狂不定，汗出额上，衄衊不止。虚极，则四肢肿满，胸中短气，谷不化，中消也。

胃中风，则溏泄不已。

胃不足，则多饥，不消食。病人鼻下平，则胃中病。渴者，不可治[11]。

胃脉（博）[搏][12]坚而长，其色黄赤者，当病折腰[13]。其脉软而散者，病食痹[14]。

（左）[右][15]关上脉浮而大者，（虚）[实]也；浮而短涩者，（实）[虚]也；浮而微滑者，亦（虚）[实]也[16]；浮而迟者，寒也；浮而数者，实[17]也。

虚实寒热生死之法，察而端谨，则成神妙也。

【校注】

[1] 医统本此章前有"《中藏经》卷三汉华佗元化著"。

[2]《灵枢·本输第二》："胃者，五谷之府。"《灵枢·玉版第六十》："谷之所注者，胃也。"《素问·灵兰秘典论第八》："脾胃者，仓廪之官。"《素问·六节藏象论第九》："五味入口，藏于肠胃。"《素问·五藏别论篇第十一》："夫胃、大肠、小肠、三焦、膀胱，此五者，天气之所生也，其气象天，故写而不藏，此受五藏浊气，名曰传化之府，此不能久留，输写者也。"

[3]《素问·五藏别论篇第十一》："胃者，水谷之海。"《灵枢·玉版第六十》："胃者，水谷气血之海也。"《诸病源候总论卷十五五脏六府病诸候·胃病候》："胃……为水谷之海。"

[4]《灵枢·本输第二》："脾合胃。"《素问·太阴阳明论第二十九》："太阴阳明为表里。"《素问·血气形志篇第二十四》："（足）阳明与太阴为表里。"《诸病源候总论卷十五五脏六府病诸候·胃病候》："胃象土，王于长夏，足阳明其经也，脾之府也。"

[5]《素问·平人气象论第十八》："人以水谷为本。"《素问·平人气象论第十八》："平人之常气禀于胃。胃者，平人之常气也。人无胃气曰逆，逆者死。""藏真散于肝，肝藏筋膜之气也。""藏真通于心，心藏血脉之气也。""藏真濡于脾，脾藏肌肉之气也。""藏真高于肺，以行荣卫阴阳也。""藏真下于肾，肾藏骨髓之气也。"《素问·太阴阳明论第二十九》："四支皆禀气于胃。"

[6]《素问·五藏别论篇第十一》："胃者，水谷之海，六府之大源也。五味入口，藏于胃，以养五藏气。"《素问·玉机真藏论第十九》："五藏者，皆禀气于胃。胃者，五藏之本也。"

[7]《灵枢·经脉第十》："胃足阳明之脉……下膈，属胃，络脾。"《诸病源候总论卷十五五脏六府病诸候·胃病候》："胃象土……足阳明其经也。"

[8]《脉经卷第四·诊五藏六腑气绝证候第三》："病人胃绝，五日

死。何以知之? 脊痛,腰中重,不可反覆。"

[9] 引水:周本按云:"'引水',一作'汗出'。"

[10]《诸病源候总论卷十五五脏六府病诸候·胃病候》:"(胃)气盛,为有馀,则病腹膜胀,气满,是为胃气之实也,则宜泻之。胃气不足,则饥而不受水谷,飧泄,呕逆,是为胃气之虚也,则宜补之。"

[11] 病人鼻下平,则胃中病。渴者不可治:原校:一本无上十三字,作"微燥而渴者,可治。"

[12] 博:医统本、宛委本、周本作"搏",义长,据改。

[13] 腰:原校:一作髀。

[14]《素问·脉要精微论第十七》:"胃脉搏坚而长,其色赤,当病折髀;其奭而散者,当病食痹。"

[15] 左:医统本、宛委本同。赵本、周本"左"作"右"。按:《脉经卷第一·两手六脉所主五藏六腑阴阳逆顺第七》:"脾部在右手,关上是也,足太阴经也,与足阳明为表里。"《脉经卷第二·平三关阴阳二十四气脉第一》:"右手关上阳绝者,无胃脉也……右手关上阳实者,胃实也。"《脉经卷第二·平人迎神门气口前后脉第二》:"右手关上脉阳实者,足阳明经也。病苦腹中坚痛而热,汗不出,如温疟,唇口干,善哕,乳痈,缺盆腋下肿痛。右手关上脉阳虚者,足阳明经也。病苦胫寒,不得卧,恶寒洒洒,目急,腹中痛,虚鸣,时寒时热,唇口干,面目浮肿。右手关上脉阴阳俱实者,足太阴与阳明经俱实也。病苦脾胀腹坚,抢胁下痛,胃气不转,大便难,时反泄利,腹中痛,上冲肺肝,动五藏,立喘鸣,多惊,身热汗不出,喉痹,精少。"作"右"是,据改。

[16] 亦虚也:赵本、宛委本同。医统本、周本"虚"作"实"。按:此节文字脉象与"虚""实"之应有误。《诸病源候总论卷十五五脏六府病诸候·胃病候》:"关脉滑,胃内有寒。脉滑为实,气满不欲食。"据改。

[17] 医统本、周本"实"作"热"。《诸病源候总论卷十五五脏六府病诸候·胃病候》："关脉浮，积热在胃内。"

论肺脏虚实寒热生死逆顺脉证之法第二十八

肺者，魄之舍 [1]，生气之源 [2]，号为上将军 [3]，乃五脏之华盖也 [4]。外养皮毛 [5]，内荣肠胃，与大肠为表里 [6]，手太阴是其经也 [7]。

肺气通于鼻，和，则能知香臭矣 [8]；有寒，则善咳 [9]；实，则鼻流清涕。凡虚实寒热，则皆使人喘嗽。

实，则梦刀兵恐惧 [10]，肩息，胸中满；虚，则寒生 [11] 咳 [12] 息，利下，少气力，多悲感 [13]。

王于秋 [14]，其脉浮而毛，曰平 [15]。

又，浮而短涩者，肺脉也。

其脉来毛而中央坚，两（头）[傍] [16] 虚，曰太过，病在外；其脉来毛而微，曰不及，病在内。太过，则令人气逆，胸满，背痛；不及，则令人喘呼而咳 [17]，上气见血，下闻病音 [18]。

又，肺脉，厌厌聂聂，如落榆荚，曰平；来不上不下，如循鸡羽，曰病；来如物之浮，如风吹鸟背上毛者，死 [19]。

真肺脉至，大而虚，又如以毛羽中人皮肤，其色赤，其毛折者，死 [20]。

又，微毛曰平，毛多曰病。毛而弦者，曰春病；眩 [21] 甚，曰即病 [22]。

又，肺病，吐衄血、皮热、脉数、颊赤者，死也。

又，久咳而见血，身热而短气，脉当涩、今反浮大，色当白、今反赤者，火克金，十死，不治也。

肺病，喘咳，身但寒无热，脉迟微者，可治。

秋王于肺，其脉当浮涩而短，曰平。而反洪大而长，是火刑金，亦不可治 [23]。又，得软而滑者，肾来乘肺，不治自愈。反浮大而缓者，是脾来生肺，不治而差。反弦而长者，是肺被肝从 [24]，为微邪，虽病不妨 [25]。

虚，则不能息 [26]，耳 [27] 重嗌干，喘咳上气，胸背痛 [28]。

有积，则胁下胀满。

中风，则口燥而喘，身运而重，汗出而冒闷 [29]。

其脉按之虚弱如葱叶，下无根者，死 [30]。

中热，则唾血。其脉细紧浮数芤滑，皆失血病。此由 [31] 燥 [32] 扰嗔怒劳伤得之，气壅结所为也。

肺胀，则其人喘咳而目如脱，其脉浮大者是也 [33]。

又，肺痿，则吐涎沫而咽干。欲饮者，为愈；不饮，则未差。

又，咳而遗溺者，上虚不能制下也。其脉沈浊者，病在内；浮清 [34] 者，病在外。

肺死，则鼻孔开而黑枯，喘而目直视也。

又，肺绝，则十二日死 [35]。其状足满、泻痢不觉出也，面白目青，此谓乱经。此虽天命，亦不可治 [36]。

又，饮酒当风，中于肺，则咳嗽喘闷。见血者，不可治；无血者，可治。

面黄目白者，可治 [37]。

肺病，颊赤者，死 [38]。

又，言音喘急，短气，好唾 [39]，此为真鬼相害，十死十，百死百，大逆之兆也。

又，阳气上而不降，燔于肺，肺自结邪，胀满，喘急，狂言，瞑目，非常所说，而口鼻张，大小便头俱胀，饮水无度，此因热伤于肺，肺化为血，不可治，则半岁死。

又，肺疟，使人心寒，寒甚则发热，寒热往来，休作不定，多惊，咳喘，如有所见者是也 [40]。其脉浮而紧，又滑而数，又迟涩而小，皆为肺疟之脉也。

又，其人素声清而雄者，暴不响亮，而拖气用力，言语难出，视不转睛，虽未为病，其人不久。

又，肺病，实，则上气喘急、咳嗽、身热、脉大也；虚，则力乏、喘促、右胁胀、语言气短^[41]者是也^[42]。

又，乍寒乍热，鼻塞^[43]，颐赤，面白，皆肺病之候也。

【校注】

[1]《素问·六节藏象论第九》："肺者，气之本，魄之处也。其华在毛，其充在皮。"《灵枢·本神第八》："肺藏气，气舍魄。"《素问·宣明五气篇第二十三》："肺藏魄。"《备急千金要方卷第十七肺脏·肺脏脉论第一》："肺主魄。"

[2]《素问·阴阳应象大论第五》："天气通于肺。"《素问·六节藏象论第九》："肺者，气之本。"《素问·六节藏象论第九》："天食人以五气，地食人以五味。五气入鼻，藏于心肺，上使五色修明，音声能彰。五味入口，藏于肠胃。味有所藏，以养五气。气和而生，津液相成，神乃自生。"《灵枢·刺节真邪第七十五》："真气者，所受于天，与谷气并而充身也。"《素问·五藏生成第十》："诸气者，皆属于肺。"《素问·调经论第六十二》："肺藏气。"《灵枢·五味第五十六》："其大气之抟而不行者，积于胸中，命曰气海，出于肺，循喉咽，故呼则出，吸则入。"

[3]《素问·灵兰秘典论第八》："肺者，相傅之官，治节出焉。"《备急千金要方卷第十七肺脏·肺脏脉论第一》："魄脏者，任物之精也，为上将军使。"

[4]《灵枢·九针论第七十八》："五藏之应天者，肺。肺者，五藏六府之盖也。"《备急千金要方卷第十七肺脏·肺脏脉论第一》："魄脏者……在上行，所以肺为五脏之华盖。"

[5]《素问·五藏生成第十》："肺之合，皮也；其荣，毛也。"《灵

枢·九针论第七十八》："皮者，肺之合也。"《素问·痿论第四十四》："肺主身之皮毛。"《素问·宣明五气第二十三》："肺主皮。"《脉经卷第三·肺大肠部第四》："肺象金……其神魄……其养皮毛。"

[6]《灵枢·本输第二》："肺合大肠。"《素问·血气形志篇第二十四》："手阳明与太阴为表里。"《脉经卷第三·肺大肠部第四》："肺象金，与大肠合为府。其经手太阴，与手阳明为表里。"

[7]《灵枢·经脉第十》："肺手太阴之脉，起于中焦，下络大肠，还循胃口，上膈，属肺。"《诸病源候总论卷十五五脏六府病诸候·肺病候》："肺象金，王于秋，其脉如毛而浮，其候鼻，其声哭，其臭腥，其味辛，其液涕，其养皮毛，其藏气，其色白，其神魄，手太阴其经，与大肠合。大肠为府，主表；肺为藏，主里。肺气盛，为气有余，则病喘咳上气，肩背痛，汗出，尻阴股膝踹胫足皆痛，是为肺气之实也，则宜泻之。肺气不足，则少气不能报息，耳聋，嗌干，是为肺气之虚也，则宜补之。"

[8]《灵枢·脉度第十七》："故肺气通于鼻，肺和，则鼻能知臭香矣。"《素问·五藏别论篇第十一》："故五气入鼻，藏于心肺；心肺有病，而鼻为之不利也。"

[9] 有寒，则善咳：原校：本作有病则喜咳。宛委本作"一本作有病则喜咳"。医统本、周本作"本作有疾则喜咳"。

[10]《素问·方盛衰论第八十》："是以肺气虚，则使人梦见白物，见人斩血藉藉；得其时，则梦见兵战。"《灵枢·淫邪发梦第四十三》："肺气盛，则梦恐惧、哭泣、飞扬。""厥气……客于肺，则梦飞扬、见金铁之奇物。"《脉经卷第六·肺手太阴经病证第七》："肺气虚，则梦见白物，见人斩血藉藉。得其时，则梦见兵战。肺气盛，则梦恐惧哭泣。厥气客于肺，则梦飞扬，见金铁之器、奇物。"

[11] 生：原校：一作热。

[12] 咳：原校：一作喘。

[13]《脉经卷第六·肺手太阴经病证第七》："肺气虚，则鼻息不

利，少气；实，则喘喝胸凭仰息。"

[14]《素问·藏气法时论第二十二》："肺主秋，手太阴、阳明主治，其日庚辛。"《灵枢·顺气一日分为四时第四十四》："肺为牝藏……其时秋。"《素问·六节藏象论第九》："肺者……通于秋气。"《脉经卷第三·肺大肠部第四》："肺象金，与大肠合为府。其经手太阴，与手阳明为表里……其王，秋三月。"

[15]《素问·平人气象论第十八》："秋胃微毛，曰平。"《脉经卷第三·肺大肠部第四》："肺象金……其脉浮。"

[16]头：原校：一作傍。义长，据改。

[17]咳：原校：一作嗽。

[18]《素问·玉机真藏论第十九》："秋脉者，肺也，西方金也，万物之所以收成也，故其气来轻虚以浮，来急去散，故曰浮。反此者病……其气来毛而中央坚，两傍虚，此谓太过，病在外；其气来毛而微，此谓不及，病在中……太过，则令人逆气而背痛愠愠然；其不及，则令人喘，呼吸少气而咳，上气见血，下闻病音。"《脉经卷第三·肺大肠部第四》："秋脉，肺也，西方金也，万物之所以收成也。故其气来轻虚而浮，其气来急去散，故曰浮。反此者病……其气来毛而中央坚，两傍虚，此谓太过，病在外；其气来毛而微，此谓不及，病在中……太过，则令人气逆而背痛温温然；不及，则令人喘，呼吸少气而咳，上气见血，下闻病音。"

[19]《素问·平人气象论第十八》："平肺脉来，厌厌聂聂，如落榆荚，曰肺平。秋以胃气为本。病肺脉来，不上不下，如循鸡羽，曰肺病。死肺脉来，如物之浮，如风吹毛，曰肺死。"《脉经卷第三·肺大肠部第四》："肺脉来，厌厌聂聂，如落榆荚，曰肺平。秋以胃气为本。肺脉来，不上不下，如循鸡羽，曰肺病。肺脉来，如物之浮，如风吹毛，曰肺死。"《诸病源候总论卷十五五脏六府病诸候·肺病候》："肺部，在右手关前寸口是也。平肺脉，微短涩如毛。秋以胃气为本。病肺脉来，上下如循鸡羽，曰病。"

[20]《素问·玉机真藏论第十九》："真肺脉至，大而虚，如以毛羽中人肤，色白赤，不泽，毛折，乃死。"《脉经卷第三·肺大肠部第四》："真肺脉至，大而虚，如以毛羽中人肤，色赤白不泽，毛折，乃死。"《诸病源候总论卷十五五脏六府病诸候·肺病候》："真肺脉至，大如虚，如毛羽中人肤然，其色赤白不泽，毛折，乃死。"

[21] 眩：赵本、宛委本、周本同。医统本作"弦"。"眩"读若"弦"。

[22]《素问·平人气象论第十八》："秋胃微毛，曰平；毛多胃少，曰肺病；但毛无胃，曰死；毛而有弦，曰春病；弦甚，曰今病。"《脉经卷第三·肺大肠部第四》："秋胃微毛，曰平；毛多胃少，曰肺病；但毛无胃，曰死；毛而有弦，曰春病；弦甚，曰今病。"《诸病源候总论卷十五五脏六府病诸候·肺病候》："秋胃微毛，曰平；胃气少，毛多，曰肺病；但如毛，无胃气，曰死。毛有弦，曰春病；弦甚，曰今病。"

[23]《脉经卷第三·肺大肠部第四》："秋金肺王，其脉浮涩而短，曰平脉。反得洪大而散者，是心之乘肺，火之刻金，为贼邪，大逆，十死，不治。"《诸病源候总论卷十五五脏六府病诸候·肺病候》："秋金肺王，其脉浮涩而短，是曰平脉也。反得浮大而洪者，是心之乘肺，火之克金，为大逆，十死，不治也。"

[24] 从：周本作"横"。按：《论脾脏虚实寒热生死逆顺脉证之法第二十六》："反沉而滑者，肾来从脾，亦为不妨。"亦言"从"。周本改"横"，盖据《脉经》五行生克乘侮为说。《脉经卷第一·从横逆顺伏匿脉第十一》："问曰：脉有相乘，有从有横，有逆有顺，何谓也？师曰：水行乘火，金行乘木，名曰从；火行乘水，木行乘金，名曰横。水行乘金，火行乘木，名曰逆；金行乘水，火行乘火，名曰顺。"

[25]《脉经卷第三·肺大肠部第四》："反得沈濡而滑者，是肾之乘肺，子之扶母，为实邪，虽病，自愈；反得大而缓者，是脾之乘肺，

母之归子，为虚邪，虽病，易治；反得弦细而长者，是肝之乘肺，木之陵金，为微邪，虽病，即差。"《诸病源候总论卷十五五脏六府病诸候·肺病候》："反得沉濡而滑者，是肾之乘肺，子之乘母，病不治自愈。反得缓大而长阿阿者，是脾之乘肺，母之归子，虽病，当愈。反得弦而长者，是肝之乘肺，木之凌金，为微邪，虽病，当愈。"

[26]《灵枢·经脉第十》："肺手太阴之脉……气虚，则肩背痛寒，少气不足以息，溺色变。"

[27] 耳：周本作"身"。按：《脉经卷第六·肺手太阴经病证第七》作"耳"，作"身"误。

[28]《脉经卷第六·肺手太阴经病证第七》："肺病者，必喘咳逆气肩息，背痛汗出，尻阴股膝挛，髀腨胻足皆痛。虚则少气，不能报息，耳聋嗌干。"《脉经卷第二·平人迎神门气口前后脉第二》："肺虚：右手寸口气口以前脉阴虚者，手太阴经也。病苦少气不足以息，嗌干，不朝津液。"

[29]《脉经卷第六·肺手太阴经病证第七》："肺中风者，口燥而喘，身运而重，冒而肿胀。"

[30]《脉经卷第三·肺大肠部第四》："肺死藏：浮之虚，按之弱如葱叶下无根者，死。"

[31] 由：赵本作"曰"。

[32] 燥：赵本、医统本、周本作"躁"。

[33]《脉经卷第六·肺手太阴经病证第七》："肺胀者，虚而满喘，咳逆倚息，目如脱状，其脉浮。"《灵枢·胀论第三十五》："肺胀者，虚满而喘咳。"《灵枢·经脉第十》："肺手太阴之脉……是动，则病肺胀满膨膨而喘咳，缺盆中痛，甚则交两手而瞀，此为臂厥。是主肺所生病者，咳上气，喘渴，烦心，胸满，臑臂内前廉痛厥，掌中热。气盛有馀，则肩背痛风寒，汗出中风，小便数而欠；气虚，则肩背痛寒，少气不足以息，溺色变。"

[34] 清：赵本作"滑"。

[35]《脉经卷第四·诊五藏六腑气绝证候第三》："病人肺绝，三日死。何以知之？口张，但气出而不还。"

[36] 治：赵本作"活"。

[37]《脉经卷第五·扁鹊华佗察声色要诀第四》："病人面黄目白者，不死；白如枯骨，死。"

[38]《脉经卷第五·扁鹊华佗察声色要诀第四》："肺病，颊赤目肿，心之日丙丁死。"

[39] 唾：原校：一作睡。

[40]《素问·刺疟第三十六》："肺疟者，令人心寒；寒甚，热；热间，善惊，如有所见者。"

[41] 短：原校：一作促。

[42]《诸病源候总论卷十五五脏六府病诸候·肺病候》："肺气盛，为气有馀，则病喘咳上气，肩背痛，汗出，尻阴股膝踹胫足皆痛，是为肺气之实也，则宜泻之。肺气不足，则少气不能报息，耳聋，嗌干，是为肺气之虚也，则宜补之。"

[43] 塞：宛委本作"寒"。

论大肠虚实寒热生死逆顺脉证之法第二十九

大肠者，肺之腑也[1]，为传送之司[2]，号监仓之官[3]。肺病久不已，则传入大肠。手阳明是其经也[4]。

寒则泄，热则结。绝则泄利无度，利绝而死也。热极则便血。

又，风中大肠，则下血。

又，实热，则胀满而大便不通；虚寒，则滑泄不定[5]。

大肠乍虚乍实，乍来乍去。寒，则溏泄；热，则垢重[6]；有积物，则寒栗而发热，有如疟状也[7]。

积冷不去，则当脐而痛，不能久立，痛已，则泄白物是也 [8]。

虚则喜满，喘咳而喉咽中如核妨矣。

【校注】

[1]《灵枢·本藏第四十七》："肺合大肠。"《素问·血气形志篇第二十四》："（手）阳明与太阴为表里。"

[2]《灵枢·本输第二》："肺合大肠，大肠者，传道之府。"

[3]《备急千金要方卷第十四小肠腑·小肠腑脉论第一》："小肠者，受盛之腑也，号监仓吏。"

[4]《灵枢·经脉第十》："大肠手阳明之脉……络肺，下膈，属大肠。"《诸病源候总论卷十五五脏六府病诸候·大肠病候》："大肠象金，王于秋，手阳明其经也，肺之府也，为传导之官，变化糟粕出焉。"

[5]《诸病源候总论卷十五五脏六府病诸候·大肠病候》："其气盛，为有馀，则病肠内切痛如锥刀刺，无休息，腰背寒痹挛急，是为大肠气之实也，则宜泻之。大肠气不足，则寒气客之，善泄，是大肠之气虚也，则宜补之。诊其右手寸口脉，手阳明经也。脉浮，则为阳。阳实者，大肠实也，苦肠切痛如锥刀刺，无休息时。"

[6]《脉经卷第六·大肠手阳明经病证第八》："大肠有寒，鹜溏；有热，便肠垢。"

[7]《脉经卷第六·大肠手阳明经病证第八》："大肠有宿食，寒慄发热，有时如疟状。"

[8]《脉经卷第六·大肠手阳明经病证第八》："大肠病者，肠中切痛而鸣濯濯，冬日重感于寒则泄，当脐而痛，不能久立，与胃同候。取巨虚上廉。肠中雷鸣，气上冲胸，喘，不能久立，邪在大肠。刺肓之原、巨虚上廉、三里。"

《华氏中藏经》卷上终 [1]

【校注】

[1] 周本无此八字。

《华氏中藏经》卷中

赐进士及第授通奉大夫署山东布政使督粮道孙星衍校

论肾藏虚实寒热生死逆顺脉证之法第三十

肾者，精神之舍 [1]，性命之根 [2]，外通于耳 [3]，男以闭 [4] 精 [5]，女以包血 [6]。与膀胱为表里 [7]，足少阴、太阳是其经也 [8]。肾气绝，则不尽其天命而死也。王于冬 [9]，其脉沈濡，曰平 [10]；反此者，病 [11]。

其脉弹石，名曰太过，病在外；其去如数者，为不及，病在内。太过，则令人解㑊 [12]，脊脉痛而少气 [13]；不及，则令人心悬如饥，（眇）[胁][14] 中清，脊中痛，少（肠）腹满 [15]，小便滑 [16] 变，赤黄色也。

又，肾脉来，喘喘累累如钩，按之而坚，曰平 [17]。

又，来如引葛，按之益坚，曰病。来如转索，辟辟如弹石，曰死 [18]。

又，肾脉但石，无胃气，亦死 [19]。

肾有水，则腹大脐肿，腰重痛，不得溺，阴下湿如牛鼻头汗出，（是）[足] [20] 为逆寒，大便难，其面反瘦也 [21]。

肾病，手足逆冷，面赤目黄，小便不禁，骨节烦痛，小腹结痛，气上冲心，脉当沈细而滑，今反浮大而缓，其色当黑，其今反 [黄] [22]者，是土来克水，为大逆，十死不治也 [23]。

又，肾病，面色黑，其气虚弱，翕翕少气，两耳（若）[苦] 聋 [24]，精自出，饮食少，小便清，膝下冷，其脉沈滑而迟，为可治 [25]。

又，冬脉沈濡而滑，曰平；反浮涩而短，肺来乘肾，虽病易治；反弦细而长者，肝来乘肾，不治自愈；反浮大而洪，心来乘肾，不为害 [26]。

肾病，腹大胫肿，喘咳，身重，寝汗出，憎风。虚，则胸中痛，大腹小腹痛，清厥，意不乐也 [27]。

阴邪入肾，则骨痛，腰上引项瘠背疼 [28]。此皆举重用力及遇房汗出当风浴水，或久立则伤肾也。

又，其脉急甚，则肾痿，瘕疾；微急，则沈厥，奔豚 [29]，足不收；缓甚，则折脊；微缓，则洞泄，食不化，入咽还出；大甚，则阴痿；微大，则石水起脐下，至小腹，其肿埵埵然，而上至胃腕 [30]者，死，不治；小甚，则洞泄；微小，则消瘅；滑甚，则癃癀；微滑，则骨痿，坐弗能起，目视见花；涩甚，则大壅塞；微涩，则不月，疾痔 [31]。

又，其脉之至也上坚而大，有（脓）[积] [32]气在阴中及腹内，名曰肾痹，得之因浴冷水而卧 [33]。

脉来沈而大坚，浮而紧，苦手足骨肿，厥，阴痿不起，腰背疼，小腹肿，心下水气，时胀满而洞泄。此皆浴水中身未干而合房得之也。

虚，则梦舟溺人；得其时，梦伏水中，若有所畏 [34]；盛实，则梦腰脊离解不相属 [35]。厥邪客于肾，则梦临深投水中 [36]。

肾胀，则腹痛满引背，（怏怏）[快快] [37] 然腰痹痛。

肾病，夜半（患）[慧] [38]，四季甚，下晡静。

肾生病，则口热，舌干，咽肿，上气，嗌干，及心烦而痛，黄疸，肠澼，痿厥，腰脊背急痛，嗜卧，足下热而痛，胕酸 [39]。病久不已，则腿筋痛、小便闭而两胁胀、支满、目盲者，死。

肾之积，苦腰脊相引而疼，饥见饱减。此肾中寒结在脐下也。诸积大法，其脉来细软而附骨者是也。

又，面黑目白，肾已内伤，八日死[40]。

又，阴缩，小便不出，出而不快者，亦死。

又，其色青黄，连耳左右，其人年三十许，百日死。若偏在一边，一月死。

实，则烦闷，脐下重；热，则口舌干焦而小便涩黄；寒，则阴中与腰脊俱疼、面黑耳干、哕而不食、或呕血者是也。

又，喉中鸣，坐而喘咳，唾血出，亦为肾虚寒，气欲绝也。

寒热虚实既明，详细调救，即十可十全之道也。

【校注】

[1]《灵枢·本神第八》："肾藏精，精舍志。"《素问·宣明五气篇第二十三》："肾藏志。"《灵枢·九针论第七十八》："肾藏精、志也。"《脉经卷第三·肾膀胱部第五》："肾……其神志。"

[2]《备急千金要方卷第十九肾脏·肾脏脉论第一》："肾主精。肾者，生来精灵之本也。"

[3]《灵枢·脉度第十七》："肾气通于耳，肾和，则耳能闻五音矣。"《备急千金要方卷第十九肾脏·肾脏脉论第一》："耳者，肾之官。肾气通于耳，耳和则能闻五音矣。肾在窍为耳。"《脉经卷第三·肾膀胱部第五》："肾……其候耳。"

[4] 闭：原校：一作库。

[5]《素问·六节藏象论第九》："肾者，主蛰，封藏之本，精之处也，其华在发，其充在骨，为阴中之太阴，通于冬气。"《素问·上古天真论第一》："肾者，主水，受五藏六府之精而藏之。"《素问·金匮真言论第四》："北方黑色，入通于肾，开窍于二阴，藏精于肾。"《备急千金要方卷第十九肾脏·肾脏脉论第一》："肾主精……精者，肾之藏也。""肾主藏精，号为精脏。"

[6]《备急千金要方卷第十九肾脏·肾脏脉论第一》："肾者……为后宫内官，则为女主。"

[7]《灵枢·本输第二》："肾合膀胱。"《素问·血气形志篇第二十四》："足太阳与少阴为表里。"《脉经卷第一·两手六脉所主五藏六腑阴阳逆顺第七》："肾部在左手，关后尺中是也，足少阴经也，与足太阳为表里。"《脉经卷第三·肾膀胱部第五》："肾象水，与膀胱合为府。其经足少阴，与足太阳为表里。"

[8]《灵枢·经脉第十》："肾足少阴之脉……属肾，络膀胱。"《诸病源候总论卷十五五脏六府病诸候·肾病候》："肾象水，王于冬，其脉如石而沉，其候耳，其声呻，其臭腐，其味咸，其液唾，其养骨，其色黑，其神志，足少阴其经也，与膀胱为府，主表，肾为藏，主里。"

[9]《灵枢·顺气一日分为四时第四十四》："肾为牝藏，其色黑，其时冬。"《素问·藏气法时论第二十二》："肾主冬，足少阴、太阳主治。"《脉经卷第三·肾膀胱部第五》："肾象水……其王，冬三月。"

[10]《脉经卷第三·肾膀胱部第五》："肾象水……其脉沈。""肾者，北方水……其脉为沈。"

[11]《素问·玉机真藏论第十九》："冬脉者，肾也，北方水也，万物之所以合藏也，故其气来沈以搏，故曰营。反此者病。"

[12]㑊：原本右从"赤"，宛委本同。周本作"㑊"。据录正。解㑊，懈惰。说详拙著《黄帝内经素问校补》该条。

[13]则令人解㑊，脊脉痛而少气：原校：本作令人体瘁而少气，不欲言。宛委本"本"作"一本"。

[14]眇：宛委本同。医统本、周本"眇"作"胁"，据改。

[15]少肠腹满："肠"字衍。古书在抄写过程中，若误书，即于当字旁加"、"，并在当字之下直接改正。传抄者不识，或衍入正文。《素问·玉机真藏论第十九》《脉经卷第三·肾膀胱部第五》并作"少腹

满"，义长，据删"肠"字。

[16] 原校：本云心如悬，少腹痛，小便滑。按：滑音 gǔ，乱也。"滑变"同义复用。《素问·玉机真藏论第十九》："其气来如弹石者，此谓太过，病在外；其去如数者，此谓不及，病在中……太过，则令人解㑊，脊脉痛而少气，不欲言；其不及，则令人心悬如病饥，䏚中清，脊中痛，少腹满，小便变。"《脉经卷第三·肾膀胱部第五》作："其气来如弹石者，此谓太过，病在外；其去如数者，此谓不及，病在中……太过，则令人解㑊，脊脉痛而少气不欲言；不及，则令人心悬如病饥，䏚中清，脊中痛，少腹满，小便黄赤。"《备急千金要方卷第十九肾脏·肾脏脉论第一》："其气来如弹石者，此谓太过，病在外；其去如数者，此谓不及，病在中。太过则令人解㑊，脊脉痛而少气不欲言；不及，则令人心悬如病饥，䏚中清，脊中痛，少腹满，小便变赤黄。"

[17]《素问·平人气象论第十八》："平肾脉来，喘喘累累如钩，按之而坚，曰肾平。"

[18]《素问·平人气象论第十八》："病肾脉来，如引葛，按之益坚，曰肾病。死肾脉来，发如夺索，辟辟如弹石，曰肾死。"《诸病源候总论卷十五五脏六府病诸候·肾病候》："肾部，在左手关后尺中是也……肾脉，来如引葛，按之益靭，曰肾病。肾风水，其脉大紧，身无痛，形不瘦，不能食，善惊，惊以心萎者，死。"

[19]《素问·平人气象论第十八》："冬胃微石，曰平；石多胃少，曰肾病；但石无胃，曰死。"

[20] 医统本、周本"是"作"足"。《脉经卷第六·肾足少阴经病证第九》《备急千金要方卷第十九肾脏·肾脏脉论第一》并作"足"，据改。

[21]《脉经卷第六·肾足少阴经病证第九》："肾水者，其人腹大脐肿，腰重痛，不得溺，阴下湿如牛鼻头汗，其足逆寒，大便反坚。"《备急千金要方卷第十九肾脏·肾脏脉论第一》："肾水者，其人腹大脐肿，腰痛，不得溺，阴下湿如牛鼻头汗，其足逆寒，大便反坚。""大

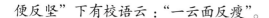

便反坚"下有校语云："一云面反瘦"。

[22] 其今反者：宛委本同。医统本作"今反黄者"。按：《脉经卷第六·肾足少阴经病证第九》作"其色当黑而反黄"，据补"黄"字。

[23]《脉经卷第六·肾足少阴经病证第九》："肾病，手足逆冷，面赤目黄，小便不禁，骨节烦疼，少腹结痛，气冲于心。其脉当沈细而滑，今反浮大；其色当黑而反黄，此是土之刻水，为大逆，十死，不治。"

[24] 两耳若聋：《脉经卷第六·肾足少阴经病证第九》作"两耳苦聋"。义长，据改。

[25]《脉经卷第六·肾足少阴经病证第九》："肾病，其色黑，其气虚弱，吸吸少气，两耳苦聋，腰痛，时时失精，饮食减少，膝以下清，其脉沈滑而迟，此为可治。"

[26]《脉经卷第三·肾膀胱部第五》："冬，肾水王，其脉沈濡而滑，曰平脉。反得大而缓者，是脾之乘肾，土之刻水，为贼邪，大逆，十死，不治。反得弦细而长者，是肝之乘肾，子之扶母，为实邪，虽病，自愈；反得浮涩而短者，是肺之乘肾，母之归子，为虚邪，虽病，易治；反得洪大而散者，是心之乘肾，火之陵水，为微邪，虽病，即差。"《诸病源候总论卷十五五脏六府病诸候·肾病候》："冬，肾水王，其脉沉濡而滑，名曰平脉也；反得浮大而缓者，是脾之乘肾，土之克水，为大逆，十死，不治；反得浮涩而短者，是肺之乘肾，母之归子，为虚邪，虽病，易可治；反得弦细长者，是肝之乘肾，子之乘母，为实邪，虽病，自愈；反得浮大而洪者，是心之乘肾，火之凌水，虽病，治之不死也。"

[27]《素问·藏气法时论第二十二》："肾病者：腹大，胫肿，喘咳，身重，寝汗出，憎风；虚，则胸中痛，大腹小腹痛，清厥，意不乐。"《脉经卷第六·肾足少阴经病证第九》："肾病者，必腹大，胫肿痛，喘咳，身重，寝汗出，憎风。虚，即胸中痛，大腹小腹痛，清厥，意不乐。"《诸病源候总论卷十五五脏六府病诸候·肾病候》："肾

病者，腹大，体肿，喘咳，汗出，憎风。虚，则胸中痛。"

[28]《脉经卷第六·肾足少阴经病证第九》："邪在肾，则骨痛阴痹。阴痹者，按之而不得，腹胀腰痛，大便难，肩背颈项强痛，时眩。"《素问·至真要大论第七十四》："太阴司天：湿淫所胜，则沈阴且布，雨变枯槁。胕肿，骨痛，阴痹。阴痹者，按之不得。腰脊头项痛，时眩，大便难，阴气不用，饥不欲食，咳唾则有血，心如悬。病本于肾。"

[29] 奔豚：豚者，北方水畜。北方水寒，土不制水，则寒水向上冲逆，是为"奔豚"。奔豚，主谓倒装。

[30] 腕：宛委本同。医统本、周本"腕"作"脘"。

[31]《灵枢·邪气藏府病形第四》："肾脉，急甚，为骨癫疾；微急，为沉厥奔豚，足不收，不得前后。缓甚，为折脊；微缓，为洞，洞者，食不化，下嗌还出。大甚，为阴痿；微大，为石水，起脐已下，至小腹，睡睡然。上至胃腕，死，不治。小甚，为洞泄；微小，为消瘅。滑甚，为癃㿗；微滑，为骨痿，坐不能起，起则目无所见。涩甚，为大痈；微涩，为不月，沉痔。"《脉经卷第三·肾膀胱部第五》："肾脉急甚，为骨痿、癫疾；微急，为奔豚、沈厥，足不收，不得前后。缓甚，为折脊；微缓，为洞下。洞下者，食不化，入咽还出。大甚，为阴痿；微大，为石水，起脐下，以至小腹，肿垂垂然，上至胃管，死，不治。小甚，为洞泄；微小，为消瘅。滑甚，为癃㿗；微滑，为骨痿，坐不能起，目无所见，视见黑花。涩甚，为大痈；微涩，为不月水，沈痔。"

[32] 脓：医统本、周本作"积"。按：《素问·五藏生成篇第十》作"积"，据改。

[33]《素问·五藏生成篇第十》："黑脉之至也上坚而大，有积气在小腹与阴，名曰肾痹，得之沐浴清水而卧。"《脉经卷第六·肾足少阴经病证第九》同。

[34]《素问·方盛衰论第八十》："肾气虚，则使人梦见舟船溺人；

得其时，则梦伏水中，若有畏恐。"

[35]《灵枢·淫邪发梦第四十三》："肾气盛，则梦腰脊两解不属。"

[36]《灵枢·淫邪发梦第四十三》："厥气……客于肾，则梦临渊、没居水中。"

[37] 怏怏：医统本、周本作"快快"。按：《灵枢·胀论第三十五》："肾胀者，腹满引背，央央然腰髀痛。"央央然，《太素》作"怏然"，《甲乙经》作"怏怏然"。"怏"读若"佒 yǎng"。佒佒，不能正常俯仰的样子。《玉篇·人部》："佒，体不伸也"。《集韵·养韵》："佒，偃佒，不能俯貌。"

[38] 医统本、周本"患"作"慧"。按：《素问·藏气法时论第二十二》："肾病者，夜半慧，四季甚，下晡静。"《脉经卷第六·肾足少阴经病证第九》："病在肾，夜半慧，日乘四季甚，下晡静。"《诸病源候总论卷十五五脏六府病诸候·肾病候》："于时，夜半慧，日乘四季甚，下晡静。"据改。

[39]《灵枢·经脉第十》："肾足少阴之脉……是主肾所生病者，口热，舌干，咽肿，上气，嗌干及痛，烦心，心痛，黄疸，肠澼，脊股内后廉痛，痿厥，嗜卧，足下热而痛。"

[40]《脉经卷第五·扁鹊华佗察声色要诀第四》："病人面黑目白者，八日死。肾气内伤，病因留积。"

论膀胱虚实寒热生死逆顺脉证之法第三十一

膀胱者，津液之腑[1]，与肾为表里[2]，号曰水曹掾，又名玉海[3]，足太阳是其经也[4]。总通于五腑。所以五腑有疾，即应膀胱；膀胱有疾，即应胞囊也。

伤热，则小便不利。热入膀胱，则其气急而苦小便黄涩也。膀胱寒，则小便数而清也[5]。

又，石水发，则其根在膀胱，四肢瘦小，其腹胀大者是也。

又，膀胱咳，久不已，则传入三焦，（腸）[腹]满而不欲饮食也[6]。

然上焦主心肺之病，人有热，则食不入胃；寒，则精神不守，泄利不止，语声不出也。实，则上绝于心，气不行也；虚，则引起气之[7]于肺也[8]。其三焦之气和，则五脏六腑皆和；逆，则皆逆。

膀胱中有厥（阴）[9]气，则梦行不快。

满胀，则小便不下，脐下重闷，或肩痛也。

绝，则三日死。死时，鸡鸣也。

其三焦之论，备云于后。

【校注】

[1]《灵枢·本输第二》："膀胱者，津液之府也。"《素问·灵兰秘典论第八》："膀胱者，州都之官，津液藏焉，气化则能出矣。"《诸病源候总论卷十五五脏六府病诸候·膀胱病候》："膀胱象水……五谷五味之津液，悉归于膀胱，气化，分入血脉，以成骨髓也。而津液之馀者入胞，则为小便。"

[2]《灵枢·本输第二》："肾合膀胱。"《素问·血气形志篇第二十四》："足太阳与少阴为表里。"《脉经卷第一·两手六脉所主五藏六腑阴阳逆顺第七》："肾部在左手，关后尺中是也，足少阴经也，与足太阳为表里，以膀胱合为府。"《备急千金要方卷第二十膀胱腑·膀胱腑脉论第一》："肾合气于膀胱。"《诸病源候总论卷十五五脏六府病诸候·膀胱病候》："膀胱象水……肾之府也。"

[3]《备急千金要方卷第二十膀胱腑·膀胱腑脉论第一》："论曰：膀胱者，主肾也，耳中是其候也。肾合气于膀胱。膀胱者，津液之腑也，号水曹掾，名玉海。"

[4]《灵枢·经脉第十》："膀胱足太阳之脉……络肾，属膀胱。"《诸病源候总论卷十五五脏六府病诸候·膀胱病候》："膀胱象水，王于

冬，足太阳其经也，肾之府也。五谷五味之津液，悉归于膀胱，气化，分入血脉，以成骨髓也。而津液之馀者入胞，则为小便。"

[5]《诸病源候总论卷十五五脏六府病诸候·膀胱病候》："其气盛，为有馀，则病热，胞涩，小便不通，小腹偏肿痛，是为膀胱气之实也，则宜写之。膀胱气不足，则寒气客之，胞滑，小便数而多也，面色黑，是膀胱气之虚也，则宜补之。"

[6] 按："膓"盖"腹"之误字。《素问·咳论第三十八》："肾咳不已，则膀胱受之。膀胱咳状：咳而遗溺。久咳不已，则三焦受之。三焦咳状：咳而腹满，不欲食饮。"据改。

[7] 之：周本作"乏"。

[8] 实，则上绝于心，气不行也；虚，则引起气之于肺也：周本按云："'实则上绝于心'二句恐有脱误。"

[9] "阴"字衍。《灵枢·淫邪发梦第四十三》："厥气……客于膀胱，则梦游行。"据删。

论三焦虚实寒热生死逆顺脉证之法第三十二

三焦者，人之三元之气也，号曰中清之腑 [1]，总领五脏六腑、荣卫经络、内外左右上下之气也 [2]。三焦通，则 [3] 内外左右上下皆通也。其于周身灌体，和内调外，荣左养右，导上宣下，莫大于此者也。又名玉海、水道 [4]。上则曰三管，中则名霍乱，下则曰走哺。名虽三而归一，有其名而无形者也 [5]，亦号曰孤独之腑 [6]。而卫出于上，荣出于中 [7]。上者，络脉 [8] 之系也；中者，经脉之系也 [9]；下者，水道之系也 [10]，亦又属膀胱之宗始 [11]。主通阴阳，调虚实。

呼吸有病，则苦腹胀气满，小腹坚，溺而不得，便而窘迫也；溢则作水，留则为胀 [12]。足太阳是其经也 [13]。

又，上焦实热，则额汗出而身无汗，能食而气不利，舌干口焦咽闭之类，腹胀，时时胁肋痛也；寒，则不入食，吐酸水，胸背引痛，嗌干，津不纳也。实，则食已还出，膨膨然不乐；虚，则不能制下，遗便溺而头面肿也。

中焦实热，则上下不通，腹胀而喘咳，下气不（止）[上][14]，上气不下，关格而不通也；寒，则下痢不止，食饮不消而中满也；虚，则肠鸣鼓胀也。

下焦实热，则小便不通而大便难，苦重痛也；虚寒，则大小便泄下而不止。

三焦之气和，则内外和；逆，则内外逆。故云三焦者人之三元之气也，宜修养矣。

【校注】

[1]《备急千金要方卷第二十膀胱腑·三焦脉论第四》："三焦名中清之腑。"

[2]《备急千金要方卷第二十膀胱腑·三焦脉论第四》："夫三焦者……主五藏六腑，往还神道，周身贯体……和利精气，决通水道，息气肠胃之间。"

[3] 则：医统本作"於"。

[4]《备急千金要方卷第二十膀胱腑·三焦脉论第四》："三焦名中清之腑，别号玉海，水道出，属膀胱。"此谓三焦别名"水道"，盖误读。《灵枢·本输第二》："三焦者，中渎之府也，水道出焉，属膀胱。"

[5]《备急千金要方卷第二十膀胱腑·三焦脉论第四》："上焦名三管反射，中焦名霍乱，下焦名走哺，合而为一，有名无形。"周本按云："'三管'即'胃脘'也。'霍乱''走哺'皆病名。此作中、下二焦，不知何所本。"

[6]《灵枢·本输第二》："三焦者……是孤之府也。"《备急千金要

方卷第二十膀胱腑·三焦脉论第四》："上中下三焦同号为孤腑。"

[7]《灵枢·营卫生会第十八》："营出于中焦，卫出于上焦。"《备急千金要方卷第二十膀胱腑·三焦脉论第四》："而荣出中焦，卫出上焦。"

[8] 络脉：医统本作"经脉"，宛委本作"经脉"。

[9]《备急千金要方卷第二十膀胱腑·三焦脉论第四》："荣者，络脉之气道也；卫者，经脉之气道也。"

[10]《素问·灵兰秘典论第八》："三焦者，决渎之官，水道出焉。"《灵枢·营卫生会第十八》："下焦者，别回肠，注于膀胱而渗入焉。故水谷者，常并居于胃中，成糟粕，而俱下于大肠而成下焦，渗而俱下，济泌别汁，循下焦而渗入膀胱焉。"

[11]《灵枢·本输第二》："三焦者，中渎之府也，水道出焉，属膀胱。"《备急千金要方卷第二十膀胱腑·三焦脉论第四》："三焦……属膀胱……其三焦形相厚薄大小，并同膀胱之形云。"

[12]《灵枢·邪气藏府病形第四》："三焦病者，腹气满，小腹尤坚，不得小便，窘急；溢则水，留即为胀。"《备急千金要方卷第二十膀胱腑·三焦脉论第四》："三焦病者，腹胀气满，小腹尤坚，不得小便，窘急；溢则为水，留则为胀。"

[13]《灵枢·本输第二》："肾合膀胱……三焦者，中渎之府也，水道出焉。"《灵枢·本藏第四十七》："肾合三焦膀胱。"

[14] 医统本、周本"止"作"上"。《中藏经校注》据文例改"上"。从改。

论痹第三十三

痹者，风寒暑湿之气中于人脏腑之为也。入腑，则病浅易治；入脏，则病深难治。而有风痹，有寒痹，有湿痹，有热痹，有气痹，而又有筋、骨、血、肉、气之五痹也。大凡风寒暑湿之邪入于肝，则名筋痹；入于肾，则名骨痹；入于心，则名血痹；入于脾，则名肉痹；入于肺，则名气痹。感病则同，其治乃异。

痹者，闭也。五脏六腑感于邪气，乱于真气，闭而不仁，故曰痹。

病或痛或痒，或淋或急，或缓而不能收持，或拳而不能舒张，或行立艰难，或言语謇涩，或半身不遂，或四肢拳缩，或口眼偏邪，或手足欹侧，或能行步而不能言语，或能言语（或）[而][1]不能行步，或左偏枯，或右壅滞，或上不通于下，或下不通于上，或大腑闭塞[2]，或左右手疼痛，或得疾而即死，或感邪而未亡，或喘满而不寐，或昏冒而不醒，种种诸症，皆出于痹也。

痹者，风寒暑湿之气中于人则使之然也。其于脉候形证治疗之法，亦各不同焉。

【校注】

[1] 或：医统本、周本作"而"。据文例，从《中藏经校注》改"而"。

[2] 大腑闭塞：原校：一作小便秘涩。

论气痹第三十四

气痹者，愁忧思喜怒过多，则气结于上，久而不消，则伤肺，肺伤，则生气渐衰，则[1]邪气愈胜。留于上，则胸腹痹而不能食；注于下，则腰脚重而不能行；攻于左，则左不遂；冲于右，则右不仁；贯于舌，则不能言；遗于肠中，则不能溺。壅而不散，则痛；流而不聚，则麻。真经既损，难以医治；邪气不胜，易为痊愈。其脉，右手寸口沈而迟涩者是也。宜节忧思以养气，慎[2]喜怒以全真，此最为良法也。

【校注】

[1] 则：周本作"而"。

[2] 慎：孙本作小字"孝宗庙讳"，校云：一作绝。此从医统本、宛委本录正。

论血痹第三十五

血痹者，饮酒过多，怀热太盛，或寒折于经络，或湿犯于荣卫，因而[1]血搏，遂成其咎，故使人血不能荣于外，气不能养于内，内外已失，渐渐消削。左先枯，则右不能举；右先枯，则左不能伸；上先枯，则上不能制于下；下先枯，则下不能克于上；中先枯，则不能通疏。百证千状，皆失血也。其脉，左手寸口脉结而不流利，或如断绝者是也。

【校注】

[1] 而：与。

论肉痹第三十六

肉痹者，饮食不节，膏粱肥美之所为也。脾者，肉之本。脾气已失，则肉不荣；肉不荣，则肌肤不滑泽；肌肉[1]不滑泽，则腠理疏，则风寒暑湿之邪易为入，故久不治则为肉痹也。

肉痹之状，其先能食而不能充悦，四肢缓而不收持者是也；其右关脉举按皆无力而往来涩者是也。宜节饮食以调其脏，常起居以安其脾，然后依经补泻，以求其愈尔。

【校注】

[1] 肉：医统本、周本作"肤"。

论筋痹第三十七

筋痹者，由怒叫无时，行步奔急，淫邪伤肝，肝失其气，因而寒热所客，久而不去，流入筋会，则使人筋急而不能行步舒缓也，故曰筋痹。宜活血以补肝，温气以养肾，然后服饵汤丸，治得其宜，即疾瘳已；不然，则害人矣。其脉，左关中弦急而数、浮沈有力者是也。

论骨痹第三十八

骨痹者，乃嗜欲不节，伤于肾也。肾气内消，则不能关禁；不能关禁，则中上俱乱；中上俱乱，则三焦之气痞而不通；三焦痞，而饮食不糟粕；饮食不糟粕，则精气日衰；精气日衰，则邪气妄入；邪气妄入，则上冲心舌；上冲心舌，则为不语；中犯脾胃，则为不充；下流腰膝，则为不遂；傍攻四肢，则为不仁。寒在中，则脉迟；热在中，则脉数；风在中，则脉浮；湿在中，则脉濡；虚在中，则脉滑。其证不一，要在详明。治疗 [之] 法[1]，列于后章。

【校注】

[1] 治疗法：医统本作"治疗之法"。核以文例，据补"之"。

论治中风偏枯之法第三十九

人病中风偏枯，其脉数而面干黑黧，手足不遂，语言蹇涩。治之奈何？在上，则吐之；在中，则泻之；在下，则补之；在外，则发之；在内，则温之、按之、熨之也。

吐，谓出其涎也；泻，谓通其塞也；补，谓益其不足也；发，谓发其汗也；温，谓驱其湿也；按，谓散其气也；熨，谓助其阳也。治之各合其宜，安可一揆？在求其本。

脉浮，则发之；脉滑，则吐之；脉伏而涩，则泻之；脉紧，则温之；脉迟，则熨之；脉闭，则按之。要察其可否，故不可一揆而治者也。

论五丁状候第四十

五丁者，皆由喜怒忧思、冲寒冒热、恣饮醇酒、多嗜甘肥毒鱼酢酱、色欲过度之所为也。畜其毒邪，浸渍脏腑，久不摅散，始变为丁。其名有五：一曰白丁，二曰赤丁，三曰黄丁，四曰黑丁，五曰青丁。

白丁者，起于右鼻下，初起如粟米，根赤头白。或顽麻，或痛痒，使人憎寒、头重，状若伤寒，不欲食，胸膈满闷。喘促昏冒者，死；未者，可治。此疾不过五日，祸必至矣，宜急治之。

赤丁，在舌下，根头俱赤，发，痛，舌本硬，不能言，多惊，烦闷，恍惚，多渴，引[1]水不休，小便不通。发狂者，死；未者，可治。此疾不过七日，祸必至也，不可治矣。大人小儿皆能患也。

黄丁者，起于唇齿龈边，其色黄，中有黄水。发，则令人多[2]食而还[3]出，手足麻木，涎出不止，腹胀而烦。多睡不寐者，死；未者，可治。

黑丁者，起于耳前，状如瘢痕，其色黑，长减不定，使人牙关急，腰脊脚膝不仁，不然即痛。亦不出三岁，祸必至矣，不可治也。此由肾气渐绝故也，宜慎欲事。

青丁者，起于目下，始如瘤瘕，其色青，硬如石。使人目昏昏然无所见，多恐悸惕，睡不安宁。久不已，则令人目盲，或脱精。有此，则不出一年，祸必至矣。

白丁者，其根在肺；赤丁者，其根在心；黄丁者，其根在脾；黑丁者，其根在肾；青丁者，其根在肝。五丁之候[4]，最为巨疾[5]，不可不察也。

治疗之法，一一如左[6]。

【校注】

[1] 引：原校：一作饮。

[2] 多：原校：一作能。

[3] 还：原校：一作复。

[4] 候：原校：一作疾。

[5] 疾：原校：一作病。

[6] 原校下有"陆本有方八道在此后，印本无之，今附下卷之末"校语。

论痈疽疮肿第四十一

夫痈疽疮肿之所作也，皆五脏六腑畜毒不流则生 [1] 矣，非独因荣卫壅塞而发者也。其行也有处，其主也有归。

假令发于喉舌者，心之毒也；发于皮毛者，[肺之毒也] [2]；发于肌肉者，脾之毒也；发于骨髓者，肾之毒也 [3]。发于下者，阴中之毒也；发于上者，阳中之毒也；发于外者，六腑之毒也；发于内者，五脏之毒也。

故内曰坏，外曰溃，上曰从，下曰逆。发于上者，得之速；发于下者，得之缓。感于六腑，则易治；感于五脏，则难瘥也。

又，近骨者，多冷；近虚 [4] 者，多热。近骨者久不愈，则化血成蛊；近虚者久不愈，则传气成漏。成蛊，则多痒而少痛，或先痒后痛；成漏，则多痛而少痒，或不痛，或不痒。内虚外实者，多痒而少痛；外虚内实者，多痛而少痒。血不止者，则多死；脓疾溃者，则多生。或吐逆无度，饮食不时，皆痈疽之使然也。

种候万一 [5]，端要凭详。治疗之法，列在后篇 [6]。

【校注】

[1] 则生：原校：本作皆有。

[2] 医统本"发于皮毛者"下有"肺之毒也"。据文例，从《中藏经校注》补。

[3] 原校：阙肝毒。

[4] 虚：读若"肤"。下"近虚者"之"虚"同。

[5] 一：原校：一作多。

[6] 医统本此章后有"《中藏经》卷三终"。

论脚弱状候不同第四十二

人之病脚气与气脚之为异，何也？谓人之喜怒忧思、寒热邪毒之气自内而注入于脚，则名气脚也；风寒暑湿邪毒之气从外而入于脚膝，渐传于内，则名脚气也。然内外皆以邪夺正，故使人病形颇相类例。其于治疗，亦有上下先后也，故分别其目。若一揆而不察其由，则无理致其瘳也。

夫喜怒忧思、寒热邪毒之气流入肢节，或注于脚膝，其状类诸风、历节、偏枯、痹肿之证，但入于脚膝，则谓之气脚也。若从外而入于足，从足而入脏者，乃谓之脚气也。

气脚者，先治内而次治外；脚气者，先治外而次治内。实者利之，虚者益之。

又，人之病脚气多者，何也？谓人之心肺二经起于手，脾肾肝三经起于足，手则清邪中之，足则浊邪中之。人身之苦者，手足耳，而足则最重艰苦，故风寒暑湿之气多中于足，以此脚气之病多也。然而得之病者，从渐而生疾。但始萌而不悟，悟亦不晓。医家不为脚气，将为别疾。治疗不明，因循至大，身居危地。本从微起，浸成巨候，流入脏腑，伤于四肢、头项、腹背也。而疾未甚，终不能知觉也。特因他而作，或如伤寒，或如中暑，或腹背疼痛，或肢节不仁，或语言错乱，或精神昏昧，或时喘乏，或暴盲聋，或饮食不入，或脏腑不通，或挛急不遂，或舒缓不收，或口眼牵搐，或手足颤掉。种种多状，莫有达者。故使愚俗束手受病，死无告陈。仁者见之，岂不伤哉！今述始末，略示后学，请深消息。

至如醉入房中，饱眠露下，当风取凉，对月贪欢，沐浴未干而熟睡，房室才罢而冲轩，久立于低湿，久仁于水涯，冒雨而行，淩寒而寝，劳伤汗出，食饮悲生，犯诸禁忌，因成疾矣。

其于不正之气，中于上，则害于头目；害于中，则蛊于心腹；形于下，则灾于腰脚；及于旁，则妨于肢节。千状万证，皆属于气脚。但起于脚膝，乃谓脚气也。

形候脉证，亦在详明。其脉浮而弦者，起于风；濡而弱者，起于湿；洪而数者，起于热；迟而涩者，起于寒；滑而微者，起于虚；牢而坚者，起于实。在于上，则由于上；在于下，则由于下；在于中，则生于中。结而[1]因气，散则因忧，紧则因怒，细则因悲。

风者，汗之而愈；湿者，温之而愈；热者，解之而愈；寒者，熨之而愈。虚者补之，实者泻之。气者流之，忧者宽之，怒者悦之，悲者和之。能通此者，乃谓之良医。

又，脚气之病，传于心肾，则十死不治。入心，则恍惚忘谬，呕吐，食不入，眠不安宁，口眼不定，左手寸口（手）[2]脉乍大乍小、乍有乍无者是也；入肾，则腰脚俱肿，小便不通，呻吟不绝，目额皆见黑色，气时上冲胸腹而喘，其左手尺中脉绝者是也。切宜详审矣。

【校注】

[1] 而：医统本、周本作"则"。

[2] 手：按：《脉经卷第四·诊百病死生决第七》："左手寸口脉偏动，乍大乍小不齐，从寸口至关，关至尺，三部之位处处动摇，各异不同，其人病，仲夏得之此脉，桃花落而死。"作"左手寸口脉"，无"手"，据删。周本"手"作"上"。

论水肿脉证生死候第四十三

人中百病难疗者，莫过于水也。水者，肾之制也；肾者，人之本也。肾气壮，则水还于海；肾气虚，则水散于皮。

又，三焦壅塞，荣卫闭格，血气不从，虚实交变，水随气流，故为水病。

有肿于头目者，有肿于腰脚者，有肿于四肢者，有肿于双目者。有因嗽而发者，有因劳而生者，有因凝滞而起者，有因虚乏而成者，有因五脏而出者，有因六腑而来者。类目多种，而状各不同。所以难治者，由此百状人难晓达。纵晓其端，则又苦人以娇恣不循理法，触冒禁忌，弗能备矣。故人中水疾死者多矣。

水有十名，具于篇末：一曰青水，二曰赤水，三曰黄水，四曰白水，五曰黑水，六曰玄水，七曰风水，八曰石水，九曰里水，十曰气水。

青水者，其根起于肝，其状先从面肿而渐行一身也。

赤水者，其根起于心，其状先从胸肿起也。

黄水者，其根起于脾，其状先从腹肿也。

白水者，其根起于肺，其状先从脚肿而上气喘嗽也。

黑水者，其根起于肾，其状先从足跗肿。

玄水者，其根起于胆，其状先从头面起，肿而至足者是也。

风水者，其根起于胃，其状先从四肢起，腹满大而通身肿也。

石水者，其根在膀胱，其状起脐下而腹独大是也。

里水者，其根在小肠，其状先从小腹胀而不肿，渐渐而肿也 [1]。

气水者，其根在大肠，其状乍来乍去、乍盛乍衰者是也。

此良由上下不通，关窍不利，气血痞格，阴阳不调而致之也。其脉洪大者，可治；微细者，不可治也。

又，消渴之疾久不愈，令人患水气。其水临时发散，归于五脏六腑，则生为病也。消渴者，因冒风冲热，饑 [2] 饱失节，饮酒过量，嗜欲伤频，或饵金石，久而积成，使之然也。

【校注】

[1] 原校：又注云：一作小腹胀而暴肿也。宛委本无"又注云"。

[2] 医统本"饑"作"饥"。

论诸淋及小便不利第四十四

诸淋与小便不利者，皆由五脏不通，六腑不和，三焦痞涩，荣卫耗失，冒热饮酒，过醉入房，竭散精神，劳伤气血，或因女色兴而败精不出，或因迷宠不已而真髓多输，或惊惶不次，或思虑未宁，或饑饱过时，或奔驰才定，或隐忍大小便，或发泄久兴，或寒入膀胱，或暑中胞囊，伤兹不慎，致起斯疾。状候变异，名亦不同，则有冷、热、气、劳、膏、砂、虚、实之八种耳。

冷淋者，小便数，色白如泔也。

热淋者，小便涩而[1]色赤如血也。

气淋者，脐腹满闷，小便不通利而痛也。

劳淋者，小便淋沥不绝，如水之滴漏而不断绝也。

膏淋者，小便中出物如脂膏也。

砂淋者，脐腹中隐痛，小便难，其痛不可忍，须臾从小便中下如砂石之类，有大者如皂子，或赤或白[2]，色泽不定。此由肾气弱而贪于女色，房而不泄，泄而不止，虚伤真气，邪热渐强，结聚而成砂；又如以水煮盐，火大水少，盐渐成石之类。谓肾者水也，咸归于肾，水消于下，虚热日甚，煎结而成。此非一时而作也。盖远久乃发，成即五岁，败即三年。壮人五载，祸必至矣，宜乎急攻。八淋之中，唯此最危。其脉盛大而实者，可治；虚小而涩者，不可治。

虚者，谓肾与膀胱俱虚而精滑梦泄、小便不禁者也。实，则谓经络闭涩、水道不利而茎痛腿酸者也。

又，诸淋之病，与淋相从者，活；反者，死凶。治疗之际，亦在详酌耳。

【校注】

[1] 而：周本作"面"。

[2] 白：原校：一作黄。

论服饵得失第四十五

石之与金有服饵得失者，盖以其宜与不宜也。或草或木，或金或石，或单方得力，或群队获功，或金石毒发而致毙，或草木势助而能全。其验不一者，何也？基[1]本实者，得宣通之性，必延其寿；基[2]本虚者，得补益之情，必长其年。虚而过泻，实乃更增，千死其千，万殁其万，则决然也。

又有年少之辈，富贵之人，恃其药力，恣其酒欲，夸弄其术，暗使精神内捐[3]，药力扶持，忽然疾作，何能救疗？如是之[4]者，岂知灾从内发，但恐[5]药饵无徵[6]功，实可叹哉！

其于久服方药，在审其宜。人药相合，效岂妄邪？假如脏不足，则补其脏；腑有馀，则泻其腑。外实则理外，内虚则养内，上塞则引上，下塞则通下，中溢[7]则解中，左病则治左，右病则治右。上下左右，内外虚实，各称其法，安有横夭者也？故药无不效，病无不愈者，切务于谨察矣。

【校注】

[1] 基：医统本、周本作"其"。

[2] 基：医统本、周本作"其"。

[3] 捐：医统本、周本作"损"。

[4] 医统本、周本无"之"。

[5] 恐：周本作"怨"。

[6] 医统本、周本无"微"。

[7] 澹：原校：一作结。

辨三痞论并方第四十六

金石草木单服皆可以不死者，有验无验，在乎有志无志也。虽能久服，而有其药热壅塞而不散，或上或下，或痞或涩，各有其候，请速详明。用其[1]此法，免败其志，皆于寿矣。谨论候并方，具在后篇。

【校注】

[1] 其：医统本作"具"。

辨上痞候并方

上痞者，头眩目昏，面赤心悸，肢节痛，前后不仁，多痰短气，惧火喜寒，又状若中风之类者是也。宜用后方：

桑白皮阔一寸，长一尺　槟榔一枚　木通一尺，去皮。一本作一两　大黄三分，湿纸煨　黄芩一分　泽泻二两

右剉为粗末，水五升，熬[1]取三升，取清汁，分二[2]服。食后、临卧服。

【校注】

[1] 熬：医统本作"煮"。

[2] 二：原校：一本作三。

辨中痞[候][1]并方

中痞者，肠[2]满、四肢倦、行立艰难、食已呕吐、冒昧、减食、或渴者是也。宜用后方：

大黄一两，湿纸十重包裹，煨令香熟，切作片子　槟榔一枚[3]　木香一分

右为末，生蜜为圆如桐子大，每服三十丸，生姜汤下。食后、日午，日进二服。未减，加之；效，即勿再服。附方：

桂五钱，不见火　槟榔一个　黑牵牛四两，生，为末二两

右为末，蜜酒调二钱，以利为度。

【校注】

[1] 医统本、周本"中痞"下有"候"。据文例，从《中藏经校注》补。

[2] 肠：疑"腹"之误。俗书二字形近。

[3] 一枚：医统本、周本作"二枚"。

辨下痞候并方

下痞者，小便不利，脐下满硬，语言蹇滞，腰背疼痛，脚重不能行立[1]者是也。宜用后方：

瞿麦头子一两　官桂一分　甘遂三分　车前子一两，炒

右件为末，以獖猪肾一个，去筋膜，薄批开，入药末二钱，匀糁，湿纸裹，慢火煨熟。空心细嚼，温酒送下，以大利为度。小便未利，脐腹未软，更服附方：

葱白一寸，去心，入硇砂末一钱，安葱心中，两头以线子系之，湿纸包，煨熟，用冷醇酒送下。空心服，以效为度。

【校注】

[1] 行立：医统本作"立行"。

论诸病治疗交错致于死候第四十七

夫病者，有宜汤者，有宜圆者，有宜散者，有宜下者，有宜吐者，有宜汗者，有宜灸者，有宜针者，有宜补者，有宜按摩者，有宜导引者，有宜蒸熨者，有宜澡洗者，有宜悦愉者，有宜和缓者，有宜水者，有宜火者。种种之法，岂能一也？若非良善精博，难为取愈。其庸下识浅，乱投汤圆，下汗补吐，动使交错，轻者令重，重者令死，举世皆然。

且汤，可以荡涤脏腑，开通经络，调品阴阳，祛分邪恶，润泽枯朽，悦养皮肤，益充气力，扶助困竭，莫离于汤也。

圆，可以逐风冷，破坚癥，消积聚，进饮食，舒荣卫，开关窍，缓缓然参合，无出于圆也。

散者，能祛风寒暑湿之气，摅寒湿秽毒之邪，发扬四肢之壅滞，除剪五脏之结伏，开肠和胃，行脉通经，莫过于散也。

下，则疏豁闭塞。

补，则益助虚乏。

灸，则起阴通阳。

针，则行荣引卫。

导引，则可以遂客邪于关节。

按摩，则可以驱浮淫于肌肉。

蒸熨辟冷，暖洗生阳，悦愉爽神，和缓安气。

若实而不下，则使人心腹胀满，烦乱，鼓肿。

若虚而不补，则使人气血消散，精神耗亡，肌肉脱失，志意[1]昏迷。

可汗而不汗，则使人毛孔关塞，闷绝而终。

合吐而不吐，则使人结胸上喘，水食不入而死。

当灸而不灸，则使人冷气重凝，阴毒内聚，厥气上冲，分遂不散[2]，以致消减。

当针而不针，则使人荣卫不行，经络不利，邪渐胜真，冒昧而昏。

宜导引而不导引，则使人邪侵关节，固结难通。

宜按摩而不按摩，则使人淫随肌肉，久留不消。

宜蒸熨而不蒸熨，则使人冷气潜伏，渐成痹厥。

宜澡洗而不澡洗，则使人阳气上行，阴邪相害。

不当下而下，则使人开肠荡胃，洞泄不禁。

不当汗而汗，则使人肌肉消绝，津液枯耗。

不当吐而吐，则使人心神烦乱，脏腑奔冲。

不当灸而灸，则使人重伤经络，内蓄炎毒，反害中和，致于不可救。

不当针而针，则使人气血散失，关机细缩。

不当导引而导引，则使人真气劳败，邪气妄行。

不当按摩而按摩，则使人肌肉膹胀，筋骨舒张。

不当蒸熨而蒸熨，则使人阳气遍行，阴气内聚。

不当淋渫[3]而淋渫，则使人湿侵皮肤，热生肌体。

不当悦愉而悦愉，则使人神失气消，精神不快。

不当和缓而和缓，则使人气停意折，健忘伤志。

大凡治疗，要合其宜。脉状病候，少陈于后。

凡脉不紧数，则勿发其汗；脉不疾数，不可以下；心胸不闭，尺脉微弱，不可以吐；关节不急，荣卫不壅，不可以针；阴气不盛，阳气不衰，勿灸；内无客邪，勿导引；外无淫气，勿按摩；皮肤不痹，勿蒸熨；肌肉不寒，勿暖洗；神不凝迷，勿悦愉；气不急奔，勿和缓。顺此者生，逆此者死耳。

脉病之法，备说在前。

【校注】

[1] 意：周本作"喜"。

[2] 分遂不散：错乱运行不止。分，读若"纷"，错乱也。遂，行也。散，止也。医统本、周本作"分队"。周本按云："'分队不散，以致消减'恐有脱误"。

[3] 淋渫：洗去污垢。这里指沐浴。

论诊杂病必死候第四十八

夫人生气健壮者，外色光华，内脉平调。五脏六腑之气消耗，则脉无所依，色无所泽，如是者，百无一生，虽能饮食行立，而端然不悟不知，死之逼矣。实为痛 [也][1]！其大法列之于后。

病瞪目引水，心下牢满，其脉濡而微者，死[2]。

（论）[病][3]吐衄泻血，其脉浮大牢数者，死。

病妄言，身热，手足冷，其脉细微者，死。

病大洩不止，其脉紧大而滑者，死。

病头目痛，其脉涩短者，死。

病腹中痛，其脉浮大而长者，死。

病腹痛而喘，其脉滑而利、数而紧者，死。

病四逆者，其脉浮大而短者，死。

病耳无闻，其脉浮大而涩者，死。

病脑痛，其脉缓而大者，死。

左痛右痛，上痛下痛者[4]，死。

（下痛）[人不病][5]而脉病者，死。

病厥逆，呼之不应，脉绝者，死。

病人脉宜大，反小者，死。

肥人脉细欲绝者，死。

瘦人脉躁者，死。

人脉本滑利，而反涩者，死。

人脉本长，而反短者，死。

人尺脉上应寸口太迟者，死。

温病，三四日未汗，脉太疾者，死。

温病，脉细微，而往来不快，胸中闭者，死。

温病，发热甚，脉反（小死）[细小]者[6]，死。

病甚，脉往来不调者，死。

温病，腹中痛，下痢者，死。

温病，汗不出，出不至足者，死。

病疟，腰脊强急、瘛疭者，死。

病心腹胀满，痛不止，脉坚大洪者，死。

痢血不止，身热、脉数者，死。

病腹满，四逆、脉长者，死。

热病七八日，汗当出，反不出、脉绝者，死。

热病七八日，不汗[7]、躁狂、口舌焦黑、脉反细弱者，死。

热病，未汗出，而脉大[8]盛者，死。

热病，汗出而脉未尽[9]，往来转大者，死。

病咳嗽，脉数、身瘦者，死。

暴咳嗽，脉散者，死。

病咳，形肥，脉急甚者，死。

病嗽而呕，便滑不禁，脉弦欲绝者，死。

病诸嗽喘，脉沈而浮 [10] 者，死。

病上气，脉数者，死。

病肌热，形瘦、脱肛、热不去、脉甚紧急者，死。

病肠癖，转筋、脉极数者，死。

病中风，痿疾 [11] 不仁、脉紧急者，死。

病上喘气急 [12]，四（匝）[逆] [13]、脉涩者，死。

病寒热，瘰疬、脉大者，死 [14]。

病金疮，血不止、脉大者，死。

病坠损内伤，脉小弱者，死。

病伤寒，身热甚、脉反小者，死。

病厥逆，汗出、脉虚而缓者，死。

病洞泄，不下食、脉急者，死。

病肠澼，下白脓者，死。

病肠澼，下脓血，脉悬绝者，死。

病肠澼，下脓血，身有寒、脉绝者，死 [15]。

病咳嗽，脉沈坚者，死 [16]。

病肠中有积聚，脉虚弱者，死。

病水气，脉微而小者，死。

病水胀如鼓，脉虚小涩者，死。

病泄注，脉浮大而滑者，死。

病内外俱虚，卧不得安、身冷、脉细微、呕而不入食者，死。

病冷气上攻，脉逆而涩者，死。

卒死，脉坚而细微者，死。

热病三五日，头痛身热，食如故，脉直而疾者，八日死。

久病，脉实者，死。又，虚缓、虚微、虚滑、弦急者，死。

卒病，脉弦而数者，死。

凡此凶脉，十死十，百死百[17]，不可治也[18]。

【校注】

[1] 孙本"痛"下空一方围。医统本、周本作"也"。据上下文意，从《中藏经校注》补。

[2] 宛委本无"死"。盖此章本记"必死候"也，故删"死"字。下并同，不复出校。

[3] 论：医统本、周本作"病"。据文意，从《中藏经校注》改。

[4] 左痛、上痛：医统本、周本"痛"并作"病"。周本按云："孙本作'左痛''上痛'，今依《脉经》改正。后并同。"按："痛"有"病"义，不烦改字。

[5] 下痛：医统本、周本作"人不病"。义长，从改。《脉经卷第五·扁鹊诊诸反逆死脉要诀第五》："人病脉不病者，生；脉病人不病者，死。"

[6] 脉反小死者：医统本作"脉反细小者"。据文意，从《中藏经校注》改。周本作"脉反小驶者"。驶，数也。《脉经卷第五·扁鹊诊诸反逆死脉要诀第五》："病若谵言妄语，身当有热，脉当洪大，而反手足四逆，脉反沉细微者，死。"

[7] 不汗：宛委本作"不汗出"。

[8] 大：医统本、周本作"太"。

[9] 尽：医统本、周本作"静"。周本按云："孙本'静'作'尽'。"

[10] 浮：医统本校云："浮"字疑误。按："浮"盖"沍"之误。"沍"同"冱"，寒凝也，其象弦紧坚硬。

[11] 疾：医统本、周本作"躄"。周本按云："孙本'躄'作'疾'。"

[12] 上喘气急：医统本、周本作"上气喘急"。

[13] 四匠：医统本、周本作"四肢寒"。周本按云："孙本作'上喘气急，四匠，脉涩者，死'，误。"按："匠"盖"递"之俗误。俗书"辶"或作"乚"，"递"或从"巾"作"递"，故有此误。《脉经卷第四·诊百病死生决第七》："上气，喘息低昂，其脉滑，手足温者，生；脉涩，四肢寒者，死。"据文意改。

[14] 周本按云："《脉经》作'脉绝者，死'。"

[15] 周本按云："《内经》《脉经》俱云'肾有热则死'。"

[16] 周本按云："《脉经》'坚'作'紧'。"

[17] 宛委本无"十死十，百死百"。

[18] 医统本此章后有"《中藏经》卷四终"。

察声色形证决死法第四十九

凡人五脏六腑，荣卫关窍，宜平生气血顺度循环无终，是为不病之本。若有缺绝，则祸必来矣。要在临病之时存神内想，息气内观，心不妄视，著意精察，方能通神明，探幽微，断死决生，千无一误。死之证兆[1]，具之于后。

黑色起于耳目鼻上，渐入于口者，死[2]。

赤色见于耳目额者，五日死[3]。

黑白色入口鼻目中者，五日死[4]。

黑或如马肝色，望之如青，近则如黑者，死。

张口如鱼，出气不反者，死。

循摸衣缝者，死。

妄语错乱，及不能语者，死；热病，即不死[5]。

尸臭不可近者，死。

面目直视者，死[6]。

肩息者，一日死。

面青，人中反者，三日死 [7]。

面无光，牙齿黑者，死。

面青目黑者，死。

面白目黑者，十日死 [8]。

面赤眼黄，即时死 [9]。

面黑目白者，八日死 [10]。

面青目黄者，五日死 [11]。

眉系倾者，七日死 [12]。

齿忽黑色者，三十日死 [13]。

发直者，十五日死 [14]。

遗尿不觉者，五六日死 [15]。

唇口乍干黑者，死。

爪中青黑色，死 [16]。

头目久痛，卒视不明者，死。

舌卷卵缩者，死。

面黑直视者，死。

面青目白者，死。

面黄目白者，死 [17]。

面目俱白者，死。

面目青黑者，死。

面青唇黑者，死。

发如麻，喜怒不调者，死。

发（肩）[眉] [18] 如冲起者，死。

面色黑，胁满不能反侧者，死。

面色苍黑，卒肿者，死。

掌肿无纹，脐肿出，囊茎俱肿者，死。

手足爪甲肉黑色者，死。

汗出不流者，死。

唇反、人中满者，死。

阴阳俱绝，目匡陷者，死。

五脏内外[19]绝，神气不守，其声嘶者，死。

阳绝阴结，精神恍惚，撮空裂衣者，死。

阴阳俱闭，失音者，死。

荣卫耗散，面目浮肿者，死。

心绝于肾，肩息，回眄目直者，一日死[20]。

肺绝，则气去不反，口如鱼口者，三日死[21]。

骨绝，腰脊痛，肾中重，不可反侧，足膝后平者，五日死[22]。

肾绝，大便赤涩、下血、耳干、脚浮、舌肿者，六日死[23]。又曰：足肿者，九日死[24]。

脾绝，口冷，足肿胀，泄不觉者，十二日死[25]。

筋绝，魂惊虚恐，手足爪甲青，呼骂不休者，八九日死[26]。

肝绝，汗出如水，恐惧不安，伏卧，目直面青者，八日死[27]。又曰即时死[28]。

胃绝，齿落、面黄者，七日死[29]。又曰十日死[30]。

凡此，察听之，更须详酌者矣。

【校注】

[1] 死之证兆：宛委本作"其证兆"。

[2] 宛委本无"死"。盖此章本记"决死法"也，故删"死"字。下并同，不复出校。

[3] 赤色见于耳目额者，五日死：宛委本作"赤色见于耳目额已五日者"。周本按云："《脉经》'额'作'颧频'。"

[4] 黑白色入口鼻目中者，五日死：宛委本作"黑白色入口鼻目中已五日者"。医统本、周本按云："《脉经》作'三日'。"

[5] 热病即不死：宛委本作"惟热病无妨"。

[6] 面目直视者，死：医统本、周本按云："《脉经》连下节作'目直视，肩息者，一日死'。"

[7] 周本按云："《脉经》作'唇青'。"

[8] 面白目黑者，十日死：宛委本作"面白目黑已十日者"。

[9] 面赤眼黄，即时死：宛委本作"面赤眼黄者"。

[10] 面黑目白者，八日死：宛委本作"面黑目白已八日者"。医统本"八日"作"十日"。

[11] 面青目黄者，五日死：宛委本作"面青目黄已五日者"。

[12] 眉系倾者，七日死：宛委本作"眉系倾已七日者"。

[13] 齿忽黑色者，三十日死：宛委本作"齿忽黑色已三十日者"。医统本、周本按云："《脉经》作'十三日死'。"

[14] 发直者，十五日死：宛委本作"发直者已十五日者"。

[15] 遗尿不觉者，五六日死：宛委本作"遗尿不觉已五六日者"。

[16] 爪中青黑色，死：宛委本作"爪中青黑色者"。

[17] 死：医统本、周本按云："《脉经》作'不死。白如枯骨者，死'。"

[18] 肩：医统本、周本作"眉"。据文意，从《中藏经校注》改。

[19] 医统本无"外"。

[20] 心绝于肾，肩息，回眄，目直者，一日死：宛委本作"心绝于肾，肩息，回眄，目直已一日者"。

[21] 肺绝，则气去不反，口如鱼口者，三日死：宛委本作"肺绝，则气去不反，口如鱼口已三日者"。周本"气去不反"作"气出不反"。

[22] 骨绝，腰脊痛，肾中重，不可反侧，足膝后平者，五日死：宛委本作"骨绝，腰脊痛，肾中重，不可反侧，足膝后平者已五日者"。周本"肾中重"作"腰中重"。

[23] 肾绝，大便赤涩、下血、耳干、脚浮、舌肿者，六日死：宛委本作"肾绝，大便赤涩、下血、耳干、脚浮、舌肿已六日者"。

[24] 又曰，足肿者，九日死：宛委本作"又，足肿九日者"。

[25] 脾绝，口冷，足肿胀，泄不觉者，十二日死：宛委本作"脾绝，口冷，足肿胀，泄不觉，死已十二日者"。

[26] 筋绝，魂惊虚恐，手足爪甲青，呼骂不休者，八九日死：宛委本作"筋绝，魂惊虚恐，手足爪甲青，呼骂不休，死已八九日者"。

[27] 肝绝，汗出如水，恐惧不安，伏卧，目直面青者，八日死：宛委本作"肝绝，汗出如水，恐惧不安，伏卧，目直面青，死已八日者"。

[28] 宛委本无"又曰即时死"。

[29] 胃绝，齿落、面黄者，七日死：宛委本作"胃绝，齿落、面黄已七日者"。

[30] 宛委本无"又曰即时死"。

《华氏中藏经》卷中终

《华氏中藏经》卷下

赐进士及第授通奉大夫署山东布政使督粮道孙星衍校

疗诸病药方六十道[1]

【校注】

[1] 疗诸病药方六十道：医统本作"药方"。

万应圆[1]

甘遂三两　芫花三两　大戟三两[2]　大黄三两

三棱三两　巴豆二两[3]，和皮　干漆二两，炒[4]　蓬术二两

当归五两[5]　桑皮二两　硼砂三两[6]　泽泻八两[7]

山栀仁二两　槟榔一两[8]　木通一两　雷丸一两

呵子[9]一两　黑牵牛五两[10]　五灵脂五两　皂角七定[11]，去皮弦[12][13]

右件二十味，剉碎，洗净，入米醋二斗，浸三日。入银器或石器内[14]，慢火熬，令醋尽。焙干焦，再炒为黄色，存性。入后药[15]：

木香一两　丁香一两　肉桂一两，去皮　肉豆[16]一两

白术一两[17]　黄芪一两[18]　没药一两　附子一两，炮，去皮脐[19]

茯苓一两[20]　赤芍药一两[21]　川芎二两　牡丹皮二两[22]

白牵牛二两　干姜二两　陈皮二两　芸台二两，炒[23]

地黄三两　鳖甲三两，醋炙[24]　青皮三两　南星二两，浆水煮软，切，焙[25][26]

右二十味，通前共四十[27]味，同杵，罗为末，醋煮，面糊为丸如菉豆大。用度谨具如左。合时，须在一净室中，先严洁斋心，涤虑焚香，精诚恳诸方圣者以助药力，尤效速也[28]。

结胸伤寒，用油浆水下七圆，当逐下恶物。如人行二十里未动，再服[29]。

多年积结，殗[30]食癥块，临卧水下三圆至五圆。每夜服之，病即止。如记得因伤物作积，即随所伤物下七圆[31]。

水气，通身肿、黄者，茯苓汤下五丸，日二服，水消为度[32]。如要消酒进食，生姜汤下一丸[33]。

食后腹中一切痛，醋汤下七丸[34]。

膈气噎病[35]，丁香汤下三丸[36]。

因伤盛劳，鳖甲汤下七丸[37]。

小肠疝癖气[38]，茴香汤下三丸。

大小便不通，蜜汤下五丸[39]。

九种[40]心痛，茱萸汤下五丸[41]。

尸注走痛，木瓜汤下三丸[42]。

脚气，石楠汤下五丸[43]。

卒死，气未绝[44]，小便化七丸灌之，立活[45]。

产后血不行，当归酒下三丸[46]。

血晕、血迷、血蛊、血痢、血胀、血刺、血块、血积、血瘕、血痕，并用当归酒下二丸[47]，逐日服。

难产、横倒，榆白皮汤下二丸。

胎衣不下，烧称鎚通红，以酒淬之，带热下二丸。惟孕妇患不可服，产急难方可服之[48]。

脾泻血痢，干姜汤下一丸。

赤白痢，甘草干姜汤下一丸。

赤痢，甘草汤下一丸。

白痢，干姜汤下一丸 [49]。

胃冷吐逆，并反胃吐食 [50]，丁香汤下二丸。

卒心腹痛不可忍者，热醋盐汤下三丸。如常服一丸，临卧茶清下。

五烂 [51] 疾，牛乳下一丸 [52]。

如发疟时，童子小便、酒下十丸。化开灌之，吐利即愈，其效如神。

【校注】

[1] 万应圆：医统本作"曼应圆"。

[2] 大戟三两：赵本作"大戟二两"。

[3] 巴豆二两：周本作"巴豆三两"。

[4] 赵本无"炒"。

[5] 当归五两：赵本作"当归三两"。

[6] 硼砂三两：赵本作"硼砂二两"。

[7] 泽泻八两：赵本作"泽泻二两"。

[8] 槟榔一两：赵本作"槟榔二两"。

[9] 呵子：周本作"诃子"。

[10] 黑牵牛五两：赵本作"黑牵牛三两"。

[11] 皂角七定：周本作"皂角七挺"。

[12] 赵本无"去皮弦"。

[13] 医统本此方作"甘遂三两；芫花三两；大戟二两；巴豆二两，去皮；干漆二两；皂角七挺，去皮；大黄三两，煨；三棱三两；蓬莪茂二两；槟榔一两；木通一两；当归五两；雷丸一两；黑牵牛五两；桑白皮二两；五灵脂五两；硇砂三两；诃子一两，面裹煨熟，去面；泽泻二两；栀子仁二两"。

[14] 入银器或石器内：赵本作"入金器或银器内"。

[15] 自"右件二十味"至"入后药"：医统本作"右各洗了，细剉，

入米醋二升，浸三日，入银石器中，慢火熬，令醋尽。焙干，再炒黄黑色，存性。入后药，同为末如后。"

[16] 肉豆：周本作"肉豆蔻"。

[17] 白术一两：赵本作"白术二两"。

[18] 黄芪一两：赵本作"黄芪四两"。

[19] 赵本无"炮，去皮脐"。

[20] 赵本无"茯苓一两"，有"人参三两"。

[21] 赤芍药一两：赵本作"赤芍药二两"。

[22] 牡丹皮二两：赵本作"牡丹皮一两"。

[23] 赵本无"炒"。

[24] 赵本无"醋炙"。

[25] 赵本无"浆水煮软，切，焙"。

[26] 医统本此方作"木香，肉桂，陈皮去白，丁香，青皮去白，肉豆蔻，黄耆，白术，没药，附子炮裂，去皮脐，各一两；芍药，川芎，白牵牛炒，天南星水煮，鳖甲醋制浸，炙令黄，熟地黄酒浸一宿，牡丹皮，赤茯苓，芸台子炒，干姜各二两，炮裂，去皮"。

[27] 赵本"四十"作"肆拾"。

[28] 自"右二十味"至"尤效速也"：医统本作"右同为末，醋糊丸菉豆大，用在后。须至诚净室中合方验也。"

[29] 孙本、赵本、宛委本"再服"作小字夹注。据文意，从《中藏经校注》改大字正文。医统本作"结胸，油浆水下七丸，未动，再服"。按：医统本"圆"并作"丸"。下同，不复出校。

[30] 淹 yàn：污浊。

[31] 自"多年积结"至"下七圆"：医统本作"积淹食徵，水下三丸"。孙本下有校语："小儿、妊妇、老人勿服"。赵本作"小儿、妊妇及老人勿服"。

[32] 自"水气"至"水消为度"：医统本作"水气，通身肿，茯苓汤下五丸"。

[33] 医统本无"如要消酒、进食，生姜汤下一丸"。

[34] 医统本作"腹下一切痛，醋汤下七丸"，在下"因伤盛劳，鳖甲汤下七丸"条之后。

[35] 膈气噎病：医统本作"膈噎"。

[36] 原校：夜一服。周本"夜一服"作大字正文。

[37] 因伤盛劳，鳖甲汤下七丸：赵本作"因伤成劳，鳖甲汤下二丸"。"因伤盛劳"，医统本作"因积成劳"，周本作"因伤成劳"。孙本下有校语："日三服，渐安，减服。"周本此七字作大字正文。

[38] 小肠痃癖气：医统本作"小肠痃癖"。

[39] 原校：未通，加至七丸。周本此六字作大字正文。

[40] 医统本无"九种"。

[41] 原校：立止。周本"立止"作大字正文。

[42] 医统本无此条。

[43] 原校：每日食前服。赵本无此校语。周本此五字作大字正文。

[44] 医统本无"气未绝"。

[45] 小便化七丸灌之，立活；医统本作"以小便汤下七丸"。

[46] 医统本无此条。

[47] 原校：逐日服。宛委本、周本"逐日服"作大字正文。

[48] 方可服之：赵本无"之"。

[49] 丸：赵本作"元"。

[50] 并反胃吐食：医统本无此五字。

[51] 五烂：赵本作"五痛"。

[52] 原校：每日二服。周本此四字作大字正文。

疗万病六神丹

雄黄一两,研　矾石[1]一两,烧　巴豆一两,去皮　附子一两,炮

藜芦三两　朱砂二两 [2]，一两别研，一两为衣 [3]

右为末，炼蜜为圆如小豆大，一等作黍米大。男子百疾，以饮服二丸；小儿量度与小者服。得利即差。

【校注】

[1] 矾石：赵本作"礜石"。古方书"礜石"常常误为"矾石"，当谨察之。

[2] 朱砂二两：宛委本"朱砂"作"硃砂"。赵本"二两"作"二斤"。

[3] 一两别研，一两为衣：赵本作"以砂铺器底，将药隔开，微火炙之三日，配药为末。带黄即换。"

安息香丸

治传尸、肺痿、骨蒸、鬼疰、卒心腹疼、霍乱吐泻、时气、瘅疟、五利、血闭、疰癖、丁肿、惊邪诸疾。

安息香　木香　射香 [1]　犀角　沈香 [2]　丁香　檀香　香附子　诃子　朱砂 [3] 白术　荜拨已上各一两　乳香　龙脑　苏合香已上各半两

右为末，炼蜜成剂，杵一千下，圆如桐子大，新汲水化下四圆 [4]。老幼皆一圆。以绛囊子盛一圆弹子大，悬衣，辟邪毒魍魉，甚妙。合时忌鸡、犬、妇人见之 [5]。

【校注】

[1] 射香：赵本作"麝香"。

[2] 沈香：宛委本作"沉香"。

[3] 朱砂：宛委本作"硃砂"。

[4] 圆：赵本作"元"。下二"圆"字同。不复出校。

[5] 赵本无"见之"。

明月丹 [1]

治传尸劳 [2]。

雄黄半两　　兔粪二两　　轻粉一两　　木香半两

天灵盖一两，炙　　鳖甲一个，大者，去裙烂，醋炙焦黄 [3]。

右为末，醇酒一大升 [4]，大黄一两，熬膏，入前药末，为圆如弹子大，朱砂 [5] 为衣。如是传尸劳，肌瘦面黄、呕吐血、咳嗽不定者是也，先烧安息香，令烟起，吸之，不嗽者，非传尸也，不可用此药。若吸烟入口，咳嗽不能禁止者，乃传尸也，宜用此药。五更初，勿令人知，以童子小便与醇酒共一盏化一圆服之。如人行二十里上，吐出虫，其状若灯心而细长及寸，或如烂李，又如虾蟆，状各不同。如未效，次日再服，以应为度。仍须初得血气未尽、精神未乱者可用之 [6]。

【校注】

[1] 明月丹：医统本作"大灵治传尸明月丹"。

[2] 治传尸劳：医统本五此四字，主治见方名中。

[3] 鳖甲一个，大者，去裙烂，醋炙焦黄：医统本作"鳖甲制，一分。"赵本、周本"烂"作"襕"。"烂"读若"襕"，边也。

[4] 一大升：《隋书·律历志》："开皇以古升三升为一升。"唐沿之。当时一大升相当于今600毫升。

[5] 朱砂：宛委本作"硃砂"。

[6] 自"右为末"至"可用之"：医统本作"右为末，用法酒一大升，大黄半两熬膏，入前药，为丸弹子大，硃砂为衣。传尸劳，肌瘦面黄、呕吐、咳嗽不定，先烧安息香，令烟尽，吸之，不嗽，非传尸也，不可用此药。若烟入口，咳而不能禁止，乃尸也，宜用此药。五更初服，勿使人知，以童子小便同酒共一盏，化一丸服之。如

人行二十里止，吐出虫，其状如灯心而细长及寸，或如烂李，又如虾蟆，状各不同。未效，次日初服，以应为度。"按："次日初服"之"初"疑"再"之误。赵本无"仍须初得血气未尽、精神未乱者可用之"。

地黄煎

解劳，生肌肉，进食，活血养气[1]。

生地黄汁五升　生杏仁[2]汁一升　薄荷汁一升　生藕汁一升　鹅梨汁一升　法酒二升　白蜜四两　生姜汁一升[3]

已上同于银石器中慢火熬成膏，却入后药[4]：

柴胡四两，去芦，焙[5]　木香四两[6]　人参[7]二两　白茯苓二两

山药二两　柏子仁二两　远志二两，去心　白术二两

桔梗二两　枳实二两，麸炒[8]　秦艽三两，去芦[9]　麝香二钱，另研[10]

熟地黄四两[11]

右末，入前药膏中和，再入臼中杵三二千下，圆如桐子大。每服食药[12]，用甘草汤下二十圆。食后，日三服。安，即住服[13]。

【校注】

[1] 自"地黄煎"至"活血养气"：医统本作"解劳生肌进食活血养心地黄煎丸"。

[2] 生杏仁：赵本作"生人参"。

[3] 自"生地黄汁五升"至"生姜汁一升"：医统本作"生地黄汁五升，杏仁汁五升，薄荷汁五升，藕汁五升，鹅梨汁一升法酒二升，沙蜜五升"。

[4] 已上同于银石器中慢火熬成膏，却入后药：医统本作"右，慢火熬成膏，入后药"。

[5] 赵本无"去芦，焙"。

[6] 四两：赵本作"三两"。

[7] 人参：赵本作"沙参"。

[8] 赵本无"麸炒"。

[9] 赵本无"去芦"。

[10] 赵本无"另研"。

[11] 医统本此方作"柴胡三两，洗，去芦；木香，人参，茯苓，山药，柏子仁微炒另研，远志去心，枳壳浸，切，面黄，白术各一两；秦艽二两，洗，去芦；桔梗四两；熟地黄四两，浸一宿，切，焙；麝香半两，细研"。其中，"面黄"疑当作"麸炒黄"。

[12] 每服食药：周本作"每服此药"。

[13] 自"右末"至"即住服"：医统本作"右，丸如桐子大。每日食后，甘草汤下二十丸"。

起蒸中央汤

黄连五两

右㕮咀[1]，以醇酒二斗同熬成膏。每夜以好酒化下弹子大一圆[2]，汗出为度，仍服补药射[3]脐圆。

【校注】

[1] 㕮咀：拍成碎渣。《玄应音义》卷七："㕮咀，谓以物拍碎也。"敦煌卷子龙530《本草经集注第一·序录》："凡汤酒膏药，旧方皆云㕮（敷汝反）咀（子汝反）者，谓秤毕捣之如大豆者。"《金匮玉函经》卷七《方药炮制》："凡㕮咀药，欲如大豆，粗则药力不尽。"

[2] 圆：赵本作"丸"。

[3] 射：赵本作"麝"。

补药射 [1] 脐圆

射 [2] 一枚，烧灰　地黄洗　地骨皮　山药　柴胡各一两　白术□
□ [3]　活鳖一个，重二斤者佳 [4]

右，将鳖入醇酒一方 [5]，煮令烂熟，研细，入汁，再熬膏，入未，
圆如桐子大。酒服二十圆，日二夜一。蒸，谓骨蒸也。气血相搏，久
而瘦弱，遂成劳伤，肉消毛落、妄 [6] 血喘咳者是也，宜以前法治之。

【校注】

[1] 射：赵本作"麝"。

[2] 射：赵本、宛委本、周本并作"麝"。

[3] 孙本、宛委本、周本并缺剂量，空二□，赵本作"二两"。

[4] 赵本无"重二斤者佳"，多"人参二两"。

[5] 方：读若"匚"。量词。一斗。《广韵·阳韵》："匚，一斗曰
匚也。"

[6] 妄：读若"亡"。

太上延年万胜追魂散

人参去芦　柴胡去苗　杏仁去皮尖　天灵盖炙，各一两　蜀椒一分　桃
柳心一小握 [1]

右为末，童子小便一升，末一两，垍瓶 [2] 中煎令熟。空心，日、
午各进一服。经五日，效 [3]。

【校注】

[1] 赵本此方作"人参四两，柴胡二两，杏仁一两，天灵盖一两，
蜀椒二分，桃柳心一小握"。医统本作"人参、杏仁去皮尖、天灵盖一

两，炒；柴胡一两；川椒一分，去目，微炒出汗；柳桃心一小握”。

[2] 垍 jì 瓶：陶瓶。

[3] 自“右为末”至“经五日，效”：医统本作“右，用童子小便一升，末一两，煎令熟。空心，日、午各进一服。五日，效。”

醉仙丹

主[1]偏枯不遂，皮肤不仁。

麻黄一升[2]，去节，水煮，去沫，焙干，作末　南星七个，大者[3]　大附子三个，黑者　地龙七条，去土[4]

右，除麻黄外，先末之，次将麻黄末用醇酒一方熬成膏，入末，圆如弹子大。每服，食后、临睡酒化一圆，汗出为度。偏枯不遂，皮肤不仁，皆由五藏气虚，风寒暑湿之邪蓄积于中，久而不散，乃成疾焉。以前法主之[5]。

【校注】

[1] 主：医统本作“治”。

[2] 一升：赵本作“一斤”。

[3] 赵本无“大者”。

[4] 医统本此方作“麻黄水煮，焙干，为末，一两；天南星七个，炮；黑附子三个，炮，去皮；地龙七条，去土”。

[5] 自“右，除麻黄外”至“以前法主之”：医统本作“右，除麻黄，先为末，次将麻黄末入酒一升熬成膏，入前末，丸如弹子大。每日食后、临卧酒化一两，汗出，效。偏枯不遂，皮肤不仁者，皆由五藏气虚，风寒暑湿之邪蓄积在中，久而不散，乃成疾焉。以前法主之。”

灵乌丹

治一切冷疾、疼痛、麻痹、风气。

川乌一斤，河水浸七日，换水浸，去皮尖，切片，干之　牛膝二两，酒浸，焙　何首乌四两，制如川乌法

右为末，炼蜜圆如桐子大，朱砂[1]为衣。空心酒下七圆[2]，渐加至十圆。病已，即止。

【校注】

[1] 朱砂：宛委本作"硃砂"。

[2] 圆：赵本作"元"。下"圆"字同，不复出校。

扁鹊玉壶丹 [1]

驻颜，补暖，祛万痛 [2]。

硫黄一斤，以桑灰淋浓汁五斗，煮硫黄，令伏，以火煅[3]之，研如粉。掘一地坑子，深二寸许，投水在里。候水清，取调硫黄末，稀稠得所，磁器中煎干，用鏊[4]一个，上傅[5]以砂，砂上铺纸，鏊下以火煅热，即取硫黄滴其上，自然色如玉矣[6]。

右，以新炊饮为丸如麻子大，空心食前酒下十圆[7]。

【校注】

[1] 丹：医统本作"丸"。

[2] 驻颜，补暖，祛万痛：医统本无此七字。周本"痛"作"病"。按：痛，病也。不烦改字。

[3] 煅 xiā：烧。俗作"煅"，因误读"段"音。

[4] 鏊：一种烙饼用的平底锅。《玉篇·金部》："鏊，饼鏊也。"

[5] 傅：铺。

[6] 赵本此方作"硫黄一斤，桑灰三石五斗，淋汁，煮七次，汁尽为度。人参三斤，去芦，煎汁，制黄，候黄如粉白，再[入]参汁。朱砂五斤，碾细，入鏊内，上铺纸，下以微火炙之。候热，将黄和水，不干不湿，滴纸上，半煮，香，即白如粉。将参汁煮黄，以汁尽为度，晒干，为末。"医统本作"硫黄一斤，桑灰煮，入坑子内，去火毒丁，细研如面。"

[7] 自"右，以新炊"至"酒下十圆"：医统本作"右，汤浸蒸饼为丸，如梧桐子大，每服十九。"赵本"圆"作"元"。

葛玄真人百补构精圆 [1]

熟地黄四两　　山药二两　　五味子六两　　苁蓉三两，酒浸一宿 [2]

牛膝二两，酒浸 [3]　　山茱萸一两　　泽泻一两　　茯苓一两 [4]，去皮

远志一两，去心 [5]　　巴戟天一两，去心 [6]　　赤石脂一两　　石膏一两

柏子仁一两，炒　　杜仲三两，去皮，剉碎，慢火炒令丝断 [7][8]

右为末，炼蜜圆如桐子大。空心温酒下二十圆 [9]。男子妇人皆可服 [10]。

【校注】

[1] 葛玄真人百补构精圆：医统本作"葛玄真人百补交精丸"。孙本"构"字作"高宗庙讳"。宛委本"构"左从"才"，同"构"。俗书"木""才"相乱也。周本作"构"。兹据周本录正。

[2] 赵本无"酒浸一宿"。

[3] 牛膝二两，酒浸：赵本作"牛膝三两"，无"酒浸"。

[4] 一两：赵本作"二两"。

[5] 赵本无"去心"。

[6] 赵本无"去心"。

[7] 赵本无"赤石脂一两，石膏一两，柏子仁一两，炒，杜仲三两，

去皮，锉碎，慢火炒令丝断"，疑夺。

[8] 医统本此方作"山药二两；五味子六两；杜仲三两，去粗皮，剉碎，炒断丝；苁蓉二两，酒浸一宿，焙干；泽泻一两；茯苓一两；牛膝二两，去芦，剉碎，酒浸一宿，焙秤；山茱萸，远志去心，巴戟，赤石脂，柏子仁微炒，另研，石膏各一两，火烧令赤，出火毒；熟地黄四两，酒浸一宿，切，焙干秤"。

[9] 圆：赵本作"元"。

[10] 自"右为末"至"皆可服"：医统本作"右，蜜丸桐子大。空心，酒下二十九。男女服之。"

涩精金锁丹

韭子一升[1]，洒浸三宿，滤出，焙干，杵为末[2]

右，用酒糊为圆如桐子大，硃砂为衣。空心酒下二十圆。

【校注】

[1] 韭子一升：赵本作"韭子壹升"。

[2] 赵本无"洒浸三宿，滤出焙干，杵为末"，多"料豆半斗，酒浸"。

疗百疾延寿酒 [1]

黄精四斤[2]　天门冬三斤　松叶六斤　苍术四斤　枸杞子五升[3][4]

右，以水三硕[5]煮一日，取汁，如酿法，成[6]，空心任意饮之[7]。

【校注】

[1] 疗百疾延寿酒：医统本作"疗百病延寿酒"。

[2] 斤：宛委本作"觔"。"觔"，"筋"的俗字，作量词，用同

"斤"。下同，不复出校。

[3] 枸杞子五升：医统本作"枸杞五斤"。

[4] 赵本此方作"枸杞四斤，天门冬三斤，松叶六斤"，无"黄精""苍术"。

[5] 硕：用同"石"。量词，十斗。

[6] 如酿法，成：周本作"如法酿成"。

[7] 自"右，以水"至"任意饮之"：医统本作"右，以水三硕，煮一日，如酿酒法。空心服之。"

交藤圆 [1]

驻颜长算 [2]，祛百疾。

交藤根一斤，紫色者，河水浸七日，竹刀刮去皮，晒干　茯苓五两　牛膝二两 [3]

右为末，炼蜜搜 [4] 成剂，杵一万下，圆如桐子大，纸袋盛之。酒下三十圆 [5]，空心服。久服延寿。忌猪羊肉 [6]。

【校注】

[1] 交藤圆：医统本作"驻颜长筭祛百疾交藤丸"。

[2] 长算：长寿。算，寿命。

[3] 医统本此方作"何首乌，即交藤根也，用一斤，赤白者；茯苓五两；牛膝二两"。赵本无"牛膝二两"。

[4] 搜：搅拌。

[5] 圆：赵本作"元"。

[6] 自"右为末"至"忌猪羊肉"：医统本作"右，蜜丸。酒下三十丸。忌猪羊血"。

天仙圆

补男子妇人虚乏。

天仙子　五灵脂各五两[1]

右，炒令焦黑色，杵末，以酒糊为圆，如菉豆大。食前酒服十五圆。

【校注】

[1] 赵本此方作"天仙子十两"，无"五灵脂各五两"。

左慈真人[1] 千金地黄煎

生地黄一秤[2]，取汁，于石器中熬成膏，入孰[3]干地黄末，看硬软剂，杵千下

右，圆如桐子大，每服二十圆，空心服。久服断欲，神仙不死[4]。

【校注】

[1] 左慈真人：原校：陆本无此上四字，作善养。宛委本"作善养"作"一作善养"。

[2] 秤：量词。古代重量单位。十五斤为一秤。《小尔雅·广衡》："斤十谓之衡，衡有半谓之秤，秤二谓之钧。"宋翔凤《训纂》："旧注：'秤，十五斤；钧，三十斤'。"

[3] 孰：读若"熟"。

[4] 医统本此方及服药法作"生地黄一秤，取汁，熬，入熟地黄末，酒丸。下二十九"。

取^[1]积聚方

轻粉　粉霜　朱砂^[2]各半两　巴豆霜二钱半^[3]

右同研匀，炼蜜作剂，旋圆如麻子大，生姜汤下三圆。量虚实加减^[4]。

【校注】

[1] 取：治。

[2] 朱砂：宛委本作"硃砂"。

[3] 赵本无"巴豆霜二钱半"。

[4] 量虚实加减：赵本作"量虚实加减服之"，小字夹注。

治癥瘕方^[1]

大黄湿纸裹，煨　三稜湿纸裹，煨热，剉^[2]　硼砂研^[3]　干漆炒令烟尽　巴豆去皮，出油^{[4][5]}

已上各一两^[6]，为末，醋一方熬成膏，入后药^[7]：

木香　丁香　枳实麸炒，去穰^[8]　桂心各一两^[9]

右为末，入前项膏子和成剂，杵千下，为圆如菉豆大^[10]。饮服三五圆，食后服^[11]。

【校注】

[1] 治癥瘕方：医统本作"癥瘕"。

[2] 湿纸裹，煨热，剉：赵本无此六字。

[3] 赵本无"研"。

[4] 赵本无"出油"。

[5] 医统本此方作"大黄湿纸裹，煨；三稜湿纸裹，煨，乘热细切；

硇砂；干漆炒至烟尽；巴豆去皮，出油"。

[6] 已上各一两：医统本作"各一两"，属上"巴豆去皮，出油"后。

[7] 自"为末"至"入后药"：医统本作"右为末，入醋一升，熬成膏，入后药"。

[8] 枳实麸炒，去穰：医统本作"枳壳，去穰，切，炒黄"。赵本无"麸炒，去穰"。

[9] 桂心各一两：医统本作"官桂各一两半"。赵本无"桂心各一两"。

[10] 自"右为末"至"为圆如菉豆大"：医统本作"右为末，入前膏和，杵为丸"。

[11] 医统本无"饮服三五圆，食后服"。

通气阿魏圆 [1]

治诸气不通。胸背痛、结塞闷乱者 [2]，悉主之 [3]。

阿魏二两　沈香一两　桂心半两　牵牛末二两 [4]

右，先用醇酒一升熬阿魏成膏，入药末，为圆樱桃大，朱砂 [5] 为衣。酒化一圆 [6]。

【校注】

[1] 通气阿魏圆：医统本作"通气阿魏丸方"。

[2] 医统本无"者"。

[3] 医统本无"悉主之"。

[4] 赵本"牵牛末二两"作"牵牛末一两"。医统本此方作"阿魏二两，酒熬；沉香一两；桂半两；黑牵牛一两，炒"。

[5] 朱砂：宛委本作"硃砂"。

[6] 医统本此方作"右，将阿魏先熬成膏，次入前药，和丸如樱桃

大，硃砂为衣。一丸，酒化下"。

治尸厥卒痛方

尸厥者，谓忽如醉状，肢厥而不省人事也。卒痛者，谓心腹之间或左右胁下痛不可忍，俗谓鬼箭者是。

雄黄二两，研　朱砂[1]二两，研

右二味，再同研匀，用大蒜一头，湿纸裹煨，去纸，杵，为圆樱桃大。每服一圆，热酒化下。

【校注】

[1] 朱砂：宛委本作"硃砂"。

鬼哭丹

主腹中诸痛，气血凝滞，饮食未消，阴阳痞隔，寒热相乘，搏而为痛，宜以此方主之。

川乌十四个，生[1]　朱砂[2]一两　乳香一分

右为末，以醋一盏、五灵脂末一两煮糊和，圆如桐子大，朱砂[3]为衣。酒下七圆。男子温酒下，女人醋汤下。

【校注】

[1] 赵本无"生"。

[2] 朱砂：宛委本作"硃砂"。

[3] 朱砂：宛委本作"硃砂"。

治心痛不可忍者 [1]

木香　蓬术各一两　干漆一分, 炒 [2]

右为末, 每服一钱, 热醋汤调下, 入口, 立止 [3]。

【校注】

[1] 治心痛不可忍者: 医统本作"治心脾卒痛不可忍"。

[2] 干漆一分, 炒: 医统本作"干漆, 炒至烟尽, 一分"。

[3] 自"右为末"至"入口立止": 医统本作"右, 醋汤调下一钱, 立止"。

取长虫兼治心痛方

大枣廿一 [1] 个, 去核　绿矾一两, 作二十一块子, 填枣中, 面裹烧红, 去面

雷丸七个　轻粉一钱　木香一钱

丁香一钱　水银半两, 入铅半两, 溶成砂子 [2]

右为末, 取牛肉二两、车脂一两与肉同剉, 令烂; 米醋一升, 煮肉, 令成膏; 入药同熬, 硬软得所, 入臼中, 杵三二千下, 圆 [3] 如酸枣大。圆时, 先以绯线一条圆在药中, 留二尺许作系。如有长虫者, 五更初油浆水吞下一圆, 存线头, 勿令吞尽。候少顷, 心中痛, 线动, 即急拽线, 令药出, 则和虫出。若心气痛不可忍者, 热醋汤化下一圆, 立止。

【校注】

[1] 廿一: 宛委本作"二十一"。

[2] 赵本无"水银半两, 入铅半两, 溶成砂子"。

[3] 圆: 赵本作"元"。

治虫毒方

水银　密陀僧　黄丹　轻粉

大黄　丁香　诃子　雄雀粪各一两

右为末，每服二钱，用面半两，共水和成油饼食之。又法，作碁子，入浆水煮热 [1] 食之。

【校注】

[1] 热：赵本作"熟"。

破棺丹 [1]

治阴厥 [2]，面目俱青，心下硬，四肢冷，脉细欲绝者 [3]。

硫黄一两，无灰酒煮三日三夜，如耗，旋添煖 [4] 酒，日足，取出，研为末　丹砂一两，研匀细 [5]

右，以酒煮糊，为圆如鸡头 [6] 大。有此病者，先于净室中，勿令人知，度病人长短，掘一地坑子，深一尺以来 [7]，用苣蕂火烧，令坑子极热，以醋五升沃，令气出；内铺衣被，盖坑。以酒化下一丸，与病人服之。后令病人卧坑内，盖覆，少时汗出，即扶病者令出无风处，盖覆，令病人四肢温，心下软，即渐去衣被，令通风，然后看虚实调补 [8]。

【校注】

[1] 丹：医统本作"散"。

[2] 阴厥：医统本误作"厥阴"。

[3] 医统本无"者"。

[4] 煖：宛委本"煖"作"暖"。

[5] 医统本此方作"硫黄一两，酒煮；砾砂一两，研"。

[6] 鸡头：周本按云："鸡头，芡实也。"

[7] 一尺以来：一尺馀。

[8] 自"右，以酒煮糊"至"看虚实调补"：医统本作"右二味，酒丸鸡头大。入室中，勿令人知，度病人身长，掘一坑，深一尺，入粟秆，火烧坑子极热，醋五升沃，令气出，衣被铺坑。以酒化一丸，服之后，令病人坑上卧，少时汗出"。

再生圆

起厥死犹暖者。

巴豆一两，去皮，研　　朱砂[1]一两，细研　　麝香半两，研

川乌尖十四个，为末　　大黄一两，炒，取末[2]

右件再同研匀，炼蜜和元[3]如桐子大。每服三圆，水化下，折齿灌之，立活。亦疗关膈、结胸，极效。

【校注】

[1] 朱砂：宛委本作"砾砂"。

[2] 赵本无"川乌尖十四个，为末，大黄一两，炒，取末"。

[3] 元：宛委本、周本作"圆"。

救生圆[1]

治卒死。

大黄四两　　轻粉半两　　朱砂[2]一两　　雄黄一分

巴豆七个，去皮，细研，取霜[3]

右为末，以鲲胆汁和圆如鸡头大。童子小便化开一圆，斡开口[4]灌之。内大葱[5]一寸许入鼻中，如人行五七里，当吐出涎，即活[6]。

【校注】

[1] 救生圆：医统本作"起卒死救生丹"，下有按云："此方不可服。"

[2] 朱砂：宛委本作"硃砂"。

[3] 医统本此方作"大黄半两，湿纸裹煨；腻粉半两；硃砂、雄黄一分"。赵本亦无"巴豆七个，去皮，细研，取霜"。

[4] 斡开口：用勺柄撬开口。斡，勺柄。

[5] 内大葱：赵本作"内以葱"。

[6] 自"右为末"至"即活"：医统本作"右，用鲲胆汁丸鸡头大。用童子小便下一丸，斡开口灌之。内大葱尾一寸许入鼻中，如人行五六里，当吐出涎，即活"。

治脾厥吐泻霍乱

黑附子炮，去皮脐，八破　干姜炮　甘草炙

肉荳各一两 [1]

右为末，水半升，末四钱 [2]、枣七个、姜一分 [3] 同煎，去半 [4]，温服。连进三服 [5]。

【校注】

[1] 肉荳各一两：原校：印本无此一味，有豉等分。赵本、医统本、宛委本无此十字校语。医统本此方作"附子炮裂，去皮脐；干姜，甘草炒，肉荳各等分"。赵本无"肉荳各一两"。

[2] 四钱：原校：印本作二钱。宛委本作"一作二钱"。

[3] 一分：原校：印本作一钱。宛委本作"一作一钱"。

[4] 去半：周本按云："'去半'当是'去滓'。"

[5] 自"右为末"至"连进三服"：医统本作"右，用水半升，药

末二钱，枣七枚，生姜一片，煎至一盏，温服"。

三生散

起卒死，兼治阴盛四逆，吐泻不止。

草乌七个　厚朴一尺　甘草三寸。并生用

右为末，水一中盏，末一钱，枣七个，煎七分，服。重者灌之。

起卒死

蕊葱根[1]二两　瓜蒂一分　丁香十四粒

右为末，吹一字入鼻中，男左女右，须臾自活。身冷强厥者，勿活[2]。

【校注】

[1] 蕊葱根：大葱根。"蕊"盖"憨"受下"葱"字类化而加"艹"的俗字。憨，粗大。元代张国宾《薛仁贵》第一折："吃的冷饭，嚼的憨葱。"

[2] 活：救治。

浴肠汤

治阳厥发狂，将成疽。

大黄四两，湿纸裹，煨　大青叶　栀子仁　甘草各一两。炙[1]

右为末，水五升，末四两，煎减二升，内朴硝五合，再熬去一升，取汁二升，分四服，量虚实与之，大泻为度。如喜水，即以水浇之；畏水者，勿与吃，大忌[2]。

【校注】

[1] 医统本此方作"大黄四两，湿纸裹，煨；大青一两；栀子二两；甘草一两，炙"。

[2] 自"右为末"至"大忌"：医统本作"右，水五升，煎去二升，内朴硝五合，熬去一升，分四（升）[服]，量虚实与之"。

破黄七神丹 [1]

朴硝二斤　朱砂 [2] 五两　　大黄七两　甘遂二两

山栀二两　轻粉一两　豉半斤，以绢袋盛之 [3]

右七味，以水二斗，熬令水尽，除去甘遂、豉、栀子、大黄，只取朴硝、朱砂 [4]、轻粉，为末，以水浸豉汁研匀后，入末三味同和，煮糯米糊为元 [5]，如弹子大。新水 [6] 化一圆，吐泻为度 [7]。

【校注】

[1] 破黄七神丹：医统本作"硝黄七神丹"。

[2] 朱砂：赵本、宛委本作"硃砂"。

[3] 医统本此方作"朴硝二斤；硃砂五两；大黄七两，纸裹；栀子二两；豆豉半斤，以绢袋盛之；甘遂；腻粉一两"。

[4] 朱砂：宛委本作"硃砂"。

[5] 元：周本作"圆"。

[6] 新水：周本作"新汲水"。

[7] 自"右七味"至"吐泻为度"：医统本作"右，水二斗，熬令水尽，除甘遂、豉、栀子、大黄，只取朴硝、砂、粉，为末，丸弹子大。每一丸，水化下，以吐泻为度。"

三黄圆 [1]

治三痟、吐血、诸黄症。

黄连三两　黄芩二两　大黄一两 [2]

右为末，炼蜜为圆如桐子大。食后，温水下十五圆。量虚实加减服 [3]。

【校注】

[1] 圆：医统本作"丸"。

[2] 医统本此方作"黄连三两；大黄一两，湿纸裹，煨；黄芩二两"。

[3] 自"右为末"至"量虚实加减服"：医统本作"右，炼蜜丸桐子大。用熟水下十五丸。食后，临卧服"。

通中延命玄冥煮硃砂法

活 [1] 尿血，开拥塞，解毒，治一切热病、风气、脚毒、蛊毒。

硃砂五两　朴硝半秤，水煮七遍 [2]，每遍用水三升 [3]，水尽为度，取霜，再入水二升

苏木二两　大黄五两　郁金三两

山栀二两　人参二两　桑皮二两　甘草五两 [4]

右件同熬，水尽为度，只用硃砂，去馀药，杵末，炼蜜圆桐子大。每服二十圆 [5]，饮下。可疏诸毒，尤妙。

【校注】

[1] 活：宛委本、周本同。医统本作"治"。

[2] 遍：赵本作"次"。下"遍"同，不复出校。

[3] 三升：赵本作"五升"。

[4] 赵本无"甘草五两"。

[5] 圆：赵本作"元"。

治暴热毒心肺烦而呕血方

大黄二两，为末，以地黄汁拌匀湿，即焙干

右为末，每服二钱，地黄汁调下，以利为度。甘草汤亦得。

治吐血方

蛤粉四两　朱砂[1]一两

右为末，新汲水调下五钱。未已[2]，再服；止，即已。

【校注】

[1] 朱砂：宛委本作"硃砂"。

[2] 未已：周本作"未止"。

治中暍死心下犹暖起死方

右，令病者仰面卧，取温水，不住手浇淋脐中。次以童子小便合生地黄汁灌之，自活。禁与冷水，只与温熟水饮之。

玉霜膏

治一切热毒喉闭。

朴硝一斤　牙硝半斤　鹏砂[1]四两　矾石三两[2]

右为末，火镕成汁。筑一地坑子，令实，倾入，盆覆一夕，取，杵为末。入龙脑二两，研匀。新汲水半盏合生蜜调一钱。小儿量与服[3]。

【校注】

[1] 鹏砂：周本作"硼砂"。

[2] 医统本此方作"牙硝半斤，朴硝半斤，鹏砂四两白矾二两"。

[3] 自"右为末"至"小儿量与服"：医统本作"右四味，火溶成汁。倾入一地坑子，内为末；龙脑二两，研，水半盏，合生蜜调一钱。小儿量虚实服"。

百生方

救百物入咽喉鲠欲死者。

茯苓去皮　贯众　甘草

右件各等分，为末。每服一钱，米饮调一分[1]，立效。

【校注】

[1] 米饮调一分：赵本作"米饮调下"。

治喉闭闷气欲死者[1]

右，取干漆烧令烟出，竹筒子吸烟吞之，立效[2]。

【校注】

[1] 治喉闭闷气欲死者：医统本作"暴喉闭气欲绝"。

[2] 医统本此方作"干漆，炒令烟，筒子吸之"。

治漏胎胎损方

川芎　艾叶各一两，炒　阿胶炒　白茯苓□□[1]

右末之，糯米饮调下二钱匕，日七服。仍食糯米粥养之。

【校注】

[1] 孙本"白茯苓"下缺剂量，空二围。赵本无"阿胶炒白茯苓□□"。

治妇人血崩方

枳壳一钱[1]，面炒　蚍黄[2]二钱，烧醋淬十四次

右为末，醋汤调下一钱匕。连三服，效。

【校注】

[1] 一钱：赵本作"二钱"。

[2] 蚍黄：即"蛇黄"，又称"蛇含石"，氧化物矿物褐铁矿的结核，有安神镇惊、止血定痛的功效。周本"蚍黄"误作"地黄"。李聪甫主编《中藏经校注》录作"地黄"，误。

治妇人血闭方

干漆二两，烧　生地黄汁五升

右熬成膏，酒化枣大许，空心服。

三不鸣散

治小便不通及五淋。

取水边、灯下、道边蝼蛄各一个。三处取三个，令相咬，取活者一个，如后法，射香酒食空下。

右，内于瓶中，封之，令相噬，取活者焙干，馀皆[1]为末。每服一钱匕，温酒调服，立通。

【校注】

[1] 原校："馀皆"二字恐误。

甘草汤

解方药毒[1]。

甘草一十二两

右件剉碎，水二斗，煎至一斗，取清，温冷得所，服。仍尽量服。

【校注】

[1] 解方药毒：赵本、周本作"解百药毒"。

治溺死方

取石灰三石，露首培之，令厚一尺五寸。候气出后，以苦葫芦穰作末。如无，用瓜蒂。

右，用热茶调一钱，吐为度。省事后，以糜粥自调之。

治缢死方

先令人抱起，解绳，不得用刀断。扶于通风处，高首卧，取蒜葱根末吹入两鼻中，更令亲人吹气入口，候喷出涎，即以矾石末取丁香煎汤调一钱匕灌之。

槐子散

治久下血，亦治尿血。

槐（用）[角][1]中黑子一升，合槐花二升，同炒焦

右件为末，每服二钱，用水调下，空心、食前各一服。病已，止。

【校注】

[1] 槐用：赵本、周本作"槐角"。据改。

治肠风下血

荆芥穗　地黄各二两　甘草半两

右为末，每服一钱，温酒调下，食后，日三夜一。

治[1]暴喘欲死方

大黄一两[2]　牵牛二两，炒

右件为细末，每服二钱，蜜水调下，立愈。治上热痰喘，极效。若虚人、肺虚冷者，不可用[3]。

【校注】

[1] 医统本无"治"。

[2] 医统本"大黄一两"下有"湿纸裹煨"。

[3] 自"右件为细末"至"不可用":医统本作"右为末,蜜水调二钱,立止。此方治上热痰喘。虚、肺寒冷者,不可用。"赵本无"治上热痰喘,极效。若虚人、肺虚冷者,不可用。"

大圣[1] 通神乳香膏

贴诸毒疮肿、发背、痈疽。

乳香一两[2]　没药一两　血竭一两

黄腊[3]一两　黄丹二两　木鳖二两,去壳[4]

乌鱼骨二两　海桐皮二两　不灰木四两

历青四两　五灵脂二两　麝香二钱

腻粉五十个子[5][6]

右并为末,用好油四两熬令热,下药末熬,不住手搅之,令黑色,滴水中成珠,即止。

【校注】

[1] 医统本无"大圣"。

[2] 一两:赵本作"二两"。

[3] 黄腊:宛委本作"黄蜡"。

[4] 赵本无"去壳"。

[5] 腻粉五十个子:原校:此必有误。宛委本无此四字校语。

[6] 赵本无"五灵脂二两,麝香二钱,腻粉五十个子"。医统本此方作"乳香、没药、血竭、腊一两,黄丹、木鳖二两,腻粉三钱,乌贼鱼骨二两,不灰木四两,五灵脂二两,海桐皮二两,沥青四两",无"麝香"。

水澄膏

治病同前。

井泉石　白及各一两　龙骨　黄蘗

郁金各半两　黄蜀葵花一分[1]

右六味，并为末。每服二钱，新汲水一盏调药，打令匀，伺清澄，去浮水，摊在纸花上贴之。肿毒、发背皆治[2]。

【校注】

[1] 赵本无"黄蜀葵花一分"。

[2] 自"右六味"至"发背皆治"：赵本作"右五味，并为末，治同前，油减二两"。

更苏膏

治一切不测恶疮，欲垂[1]。

南星一个　半夏七个　巴豆五个，去壳[2]

麝香半钱[3]

右为细末，取腊月猪脂就膏，令如不痛疮，先以针刺破，候忍痛处，使以儿乳汁同调贴之。

【校注】

[1] 赵本无"欲垂"。宛委本"欲垂"下有二空围。原校："垂"字恐误。赵本、宛委本无此四字校语。

[2] 赵本无"去壳"。

[3] 赵本无"麝香半钱"。

千金膏

贴一切恶疮、（瘫）[痈][1]疖。

定粉　南粉　腻粉　黄丹各一分

右为末，入麝香一钱，研匀，油调得所，成膏，贴。

【校注】

[1] 瘫："痈"之误，据文意改。

定命圆

治远年、日近[1]一切恶候漏疮[2]。

雄黄　乳香各一分　巴豆二十一粒，去皮，不去油[3]

右研如粉，入白面三钱，水和圆如小豆或小麦粒大，两头尖。量病浅深[4]，内疮中，上用乳香膏贴之，效。服云母膏尤佳。

【校注】

[1] 日近：周本作"近日"。

[2] 孙本"治远年、日近一切恶候漏疮"下有小字按语："此药为末，熔开蜡，就汤内为条如布针大，入内云母膏贴之。"宛委本"熔"作"镕"。周本"入内"作"内入"。赵本无此二十三字按语。

[3] 赵本无"去皮，不去油"。

[4] 浅深：周本作"深浅"。

麝香圆 [1]

治一切气漏疮。

射香一分[2]　乳香一分[3]　巴豆十四粒，去皮[4]

右为末，入枣肉和成剂，圆[5]作铤子。看疮远近任药，以乳香膏贴之，以效为度[6]。

【校注】

[1] 圆：医统本作"丸"。

[2] 射香一分：赵本作"麝香一钱"。

[3] 一分：赵本作"一钱"。

[4] 巴豆十四粒，去皮：赵本无"去皮"。医统本作"巴豆十四个，去皮，出油"。

[5] 圆：赵本作"元"。

[6] 自"右为末"至"以效为度"：医统本作"右，枣肉同丸。任疮上"。

香鼠散

治漏疮。

香鼠皮四十九个，河中花背者是　龙骨半两

蝙蝠二个，用心肝　黄丹一分

射香[1]一钱　乳香一钱　没心草一两，烧灰

右入坩合中，泥固济，炭三斤煨。火终，放冷，为末。用葱浆水洗净，以药贴之，立效。

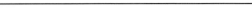

定痛生肌肉方

胭脂一分　血竭一两　乳香一分

寒水石三两，烧

右为末。先以温浆水洗过，拭干，傅疮。甚妙。

又定痛生肌肉方

南星一个　乳香二钱[1]　定粉半两

龙骨半两　不灰木一两，烧过

右为末。先以温浆水洗疮口，以软帛拭干，傅之。

治白丁增[1]寒喘急昏冒方

葶苈　大黄各一两　桑白皮　茯苓各二两

槟榔七个　郁李仁　汉防己各三分

右件[2]为末，每服三钱，蜜水调下。以疏下恶物为度。

又取白丁方

铅霜一分　胆矾　粉霜各一钱　蜈蚣一条

右件[1] 为末。先刺令血出，内[2] 药米心大，以醋面饼封口，立愈。

【校注】

[1] 医统本无"件"。

[2] 内：读若"纳"。医统本、周本作"入"。

治赤丁方

黄连　大黄各一两

右件[1] 为末，以生蜜和丸如桐子大，每服三十丸[2]，温水下，以利为度[3]。

【校注】

[1] 医统本无"件"。

[2] 丸：赵本作"元"。

[3] 赵本无"以利为度"。

又取赤丁方

杏仁七个，生用[1]

右件[2] 嚼烂，漱之，令津满口，吐出，绵滤汁。入轻粉少许，调匀，以鸡羽扫之。

【校注】

[1] 赵本无"生用"。

[2] 医统本无"件"。

治黄丁方

巴豆七个，去心膜[1]　青州枣七个，去核。安巴豆在枣内，以面裹，煨通赤[2]

右件[3]为末，以硼砂、醋作面糊，为圆如菉豆大。每服五圆至十圆，米饮下，以利为度[4]。

【校注】

[1] 赵本无"去心膜"。

[2] 赵本无"去核，安巴豆在枣内，以面裹，煨通赤"。

[3] 医统本无"件"。

[4] 赵本无"以利为度"。

又取黄丁方 [1]

黄蘗二两[2]　郁金半两

右件[3]为细末，以鸡子清[4]调，鸡羽扫上。

【校注】

[1] 孙本此下有原校：陆本元控一行。宛委本无此校语。

[2] 黄蘗二两：医统本、周本作"黄蘗一两"。

[3] 医统本无"件"。

[4] 鸡子清：医统本作"鸡子青"。

治黑丁方

兔丝子　菖蒲

右二味，等分，为末，酒浸，取汁，扫丁上。更服肾气圆补之。

治青丁方

谷精草　蝉壳各一两　苍术五两

右为末。每服一钱，水调服，食前。仍以针刺丁出，用桑柴灰汁洗之，立效[1]。

【校注】

[1] 孙本此下有原校：已上捌方，陆本在中卷四十论后，印本无此方，今附下卷之末。赵本"印本"作"库本"。医统本、宛委本无此二十四字校语。

《华氏中藏经》卷下终[1]

【校注】

[1] 华氏中藏经卷下终：赵本无"终"。